La Douleur Sous Contrôle

40 EXERCICES PHYSIQUES ET MENTAUX

René BERANGER

POUR SURMONTER LA DOULEUR CHRONIQUE

Table des matières

AVANT-PROPOS

Chères lectrices, chers lecteurs,

La douleur chronique est une compagne indésirable qui s'invite dans notre quotidien sans prévenir et qui, trop souvent, s'installe durablement. Dans mon précédent ouvrage "10 CLÉS POUR VAINCRE LA DOULEUR CHRONIQUE", j'ai partagé avec vous une approche théorique et des stratégies pour comprendre et faire face à cette réalité complexe. Vos retours, vos témoignages et nos échanges m'ont fait prendre conscience d'une nécessité : transformer ces connaissances en actions concrètes.

C'est ainsi qu'est né ce livre d'exercices pratiques. Il représente le pont entre la théorie et l'action, entre la compréhension et la mise en pratique. À travers 40 EXERCICES SOIGNEUSEMENT SÉLECTIONNÉS et structurés, je vous propose un voyage progressif vers une meilleure gestion de votre douleur chronique.

Ces exercices sont le fruit d'une réflexion approfondie et d'une expérience partagée avec de nombreux patients. Ils s'articulent autour de trois dimensions essentielles : le corps, avec des exercices physiques adaptés ; l'esprit, à travers des pratiques de méditation et de relaxation ; et l'harmonie corps-esprit, grâce à des techniques de sophrologie éprouvées.

Chaque exercice a été pensé pour être accessible, progressif et adaptable à votre niveau de douleur. Vous y trouverez des instructions claires, des illustrations détaillées, et surtout, la possibilité de personnaliser chaque pratique selon vos besoins et vos capacités du moment.

Je tiens à souligner un point crucial : vous n'êtes pas seul(e) dans ce combat. Ce livre se veut un compagnon fidèle, un guide pratique qui vous accompagnera pas à pas. Il n'existe pas de solution miracle contre la douleur chronique, mais il existe des chemins pour l'apprivoiser, la comprendre et, progressivement, reprendre le contrôle de votre vie.

N'hésitez pas à explorer ces exercices à votre rythme. Certains vous parleront plus que d'autres, et c'est normal. L'objectif n'est pas de tous les réaliser parfaitement, mais de trouver ceux qui résonnent avec vous et qui vous apportent un véritable soulagement.

Je vous invite à considérer ce livre comme une boîte à outils dans laquelle vous pouvez piocher selon vos besoins. Chaque petit pas compte, chaque exercice réalisé est une victoire sur la douleur. Et même si certains jours sont plus difficiles que d'autres, rappelez-vous que vous avez désormais des outils concrets pour faire face.

Ensemble, à travers ces pages et ces exercices, nous allons travailler à réduire l'emprise de la douleur chronique sur votre vie. Non pas avec la promesse illusoire de l'éliminer complètement, mais avec l'objectif réaliste de la rendre plus gérable, plus supportable, et de retrouver des moments de bien-être.

Je vous souhaite une belle exploration de ces exercices. Prenez soin de vous, soyez patient(e) avec vous-même, et n'oubliez jamais que chaque petit progrès est une victoire qui mérite d'être célébrée.

Ensemble, nous pouvons surmonter la douleur chronique.

René BERANGER

PARTIE 1: EXERCICES PHYSIQUES

1. EXERCICE: ÉTIREMENTS DOUX SPÉCIFIQUES POUR LE DOS

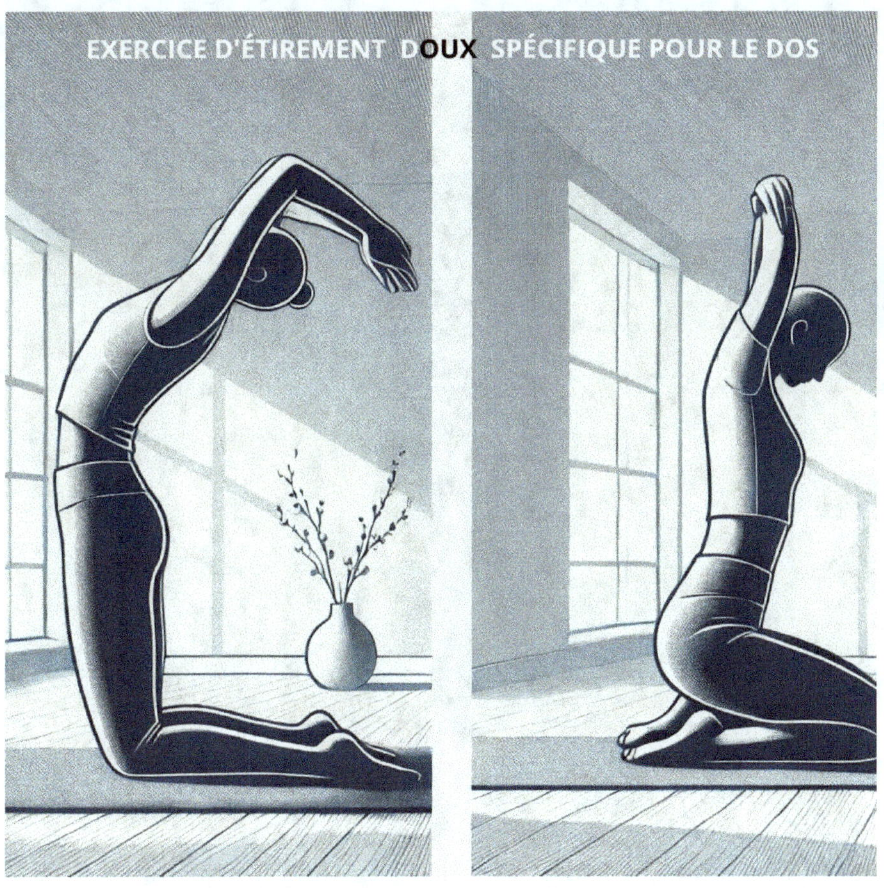

On voit sur cette image une personne réalisant des étirements doux pour le dos, à la fois debout et allongée.

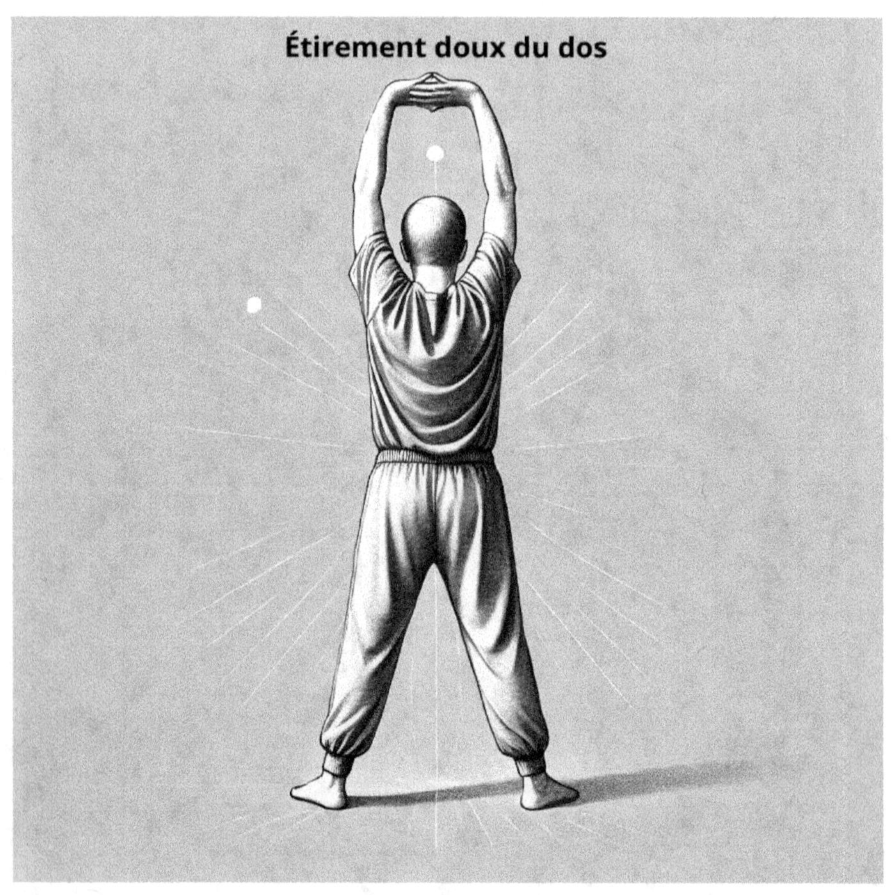

La photo montre une personne debout, effectuant un étirement en douceur pour soulager son dos.

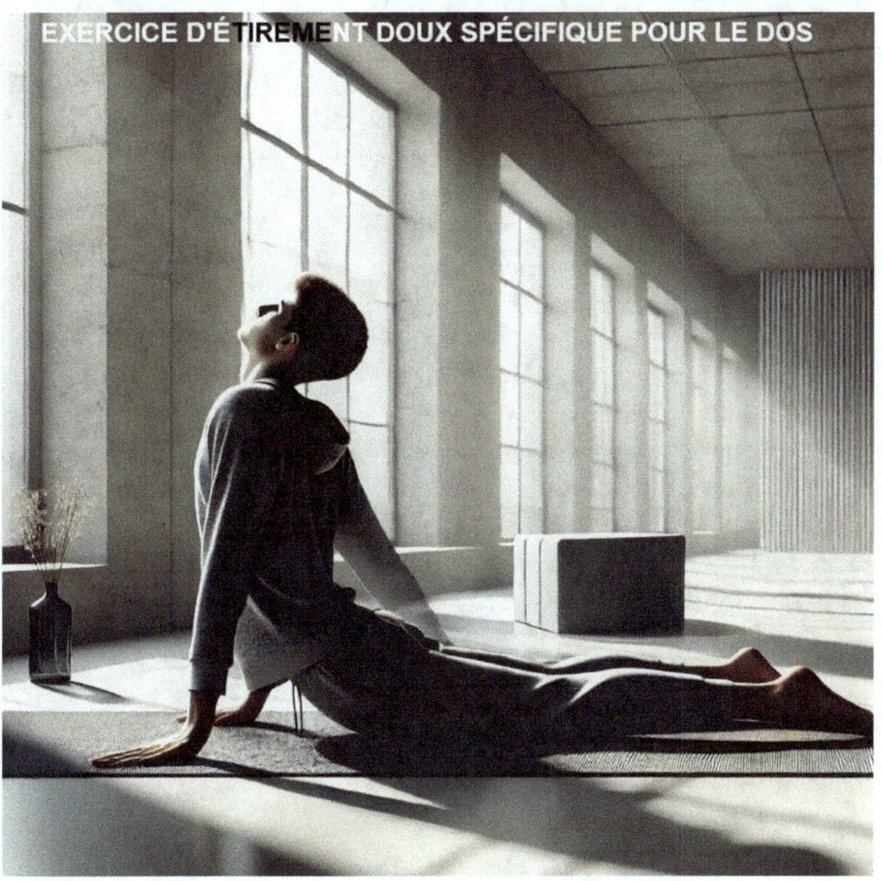

Dans un cadre apaisant et épuré, cette image capture une personne se détendant en s'étirant.

Instructions pas à pas
1. Allongez-vous sur le dos, jambes fléchies, pieds à plat sur le sol.
2. Ramenez doucement un genou vers votre poitrine, en gardant l'autre pied au sol.
3. Maintenez la position pendant 20 secondes, puis relâchez.
4. Répétez avec l'autre jambe.
5. Passez à une position debout, placez vos mains sur vos hanches et inclinez-vous légèrement vers l'arrière pour étirer le bas du dos. Maintenez 10 secondes.

Durée recommandée

➤ 10 à 15 minutes par séance.

Fréquence conseillée
➤ 2 à 3 fois par jour, selon le niveau de confort.

Précautions à prendre
➤ Évitez tout mouvement brusque.
➤ Arrêtez immédiatement en cas de douleur aiguë.

Variantes selon le niveau de douleur
➤ **Douleur intense:** Effectuez les étirements uniquement en position allongée.
➤ **Douleur modérée:** Ajoutez des rotations douces des hanches en position allongée.

Indicateurs de progression
➤ Diminution de la raideur dans le bas du dos.
➤ Augmentation de l'amplitude des mouvements.

Notes pour personnaliser l'exercice
➤ Ajoutez un coussin sous vos genoux si vous ressentez une gêne en position allongée.

2. EXERCICE DE MOBILITÉ ARTICULAIRE ADAPTÉS

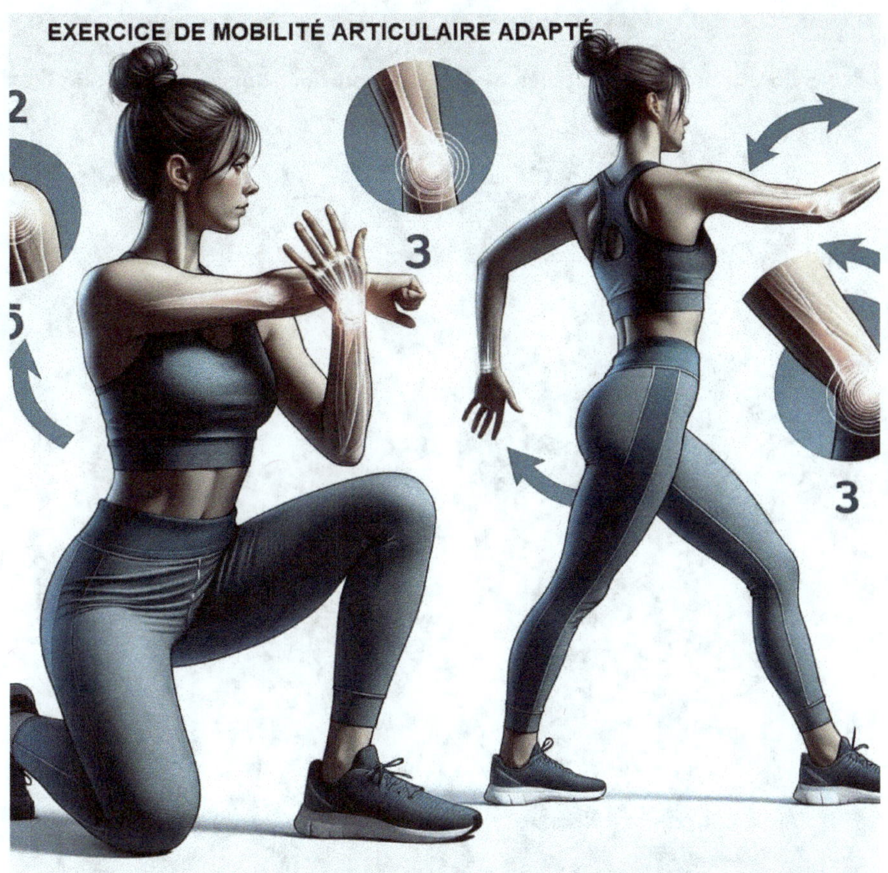

Sur cette image, on peut observer des exercices de base pour gagner en mobilité: des cercles de poignet et des rotations d'épaules. Les flèches indiquent les mouvements pour faciliter la compréhension.

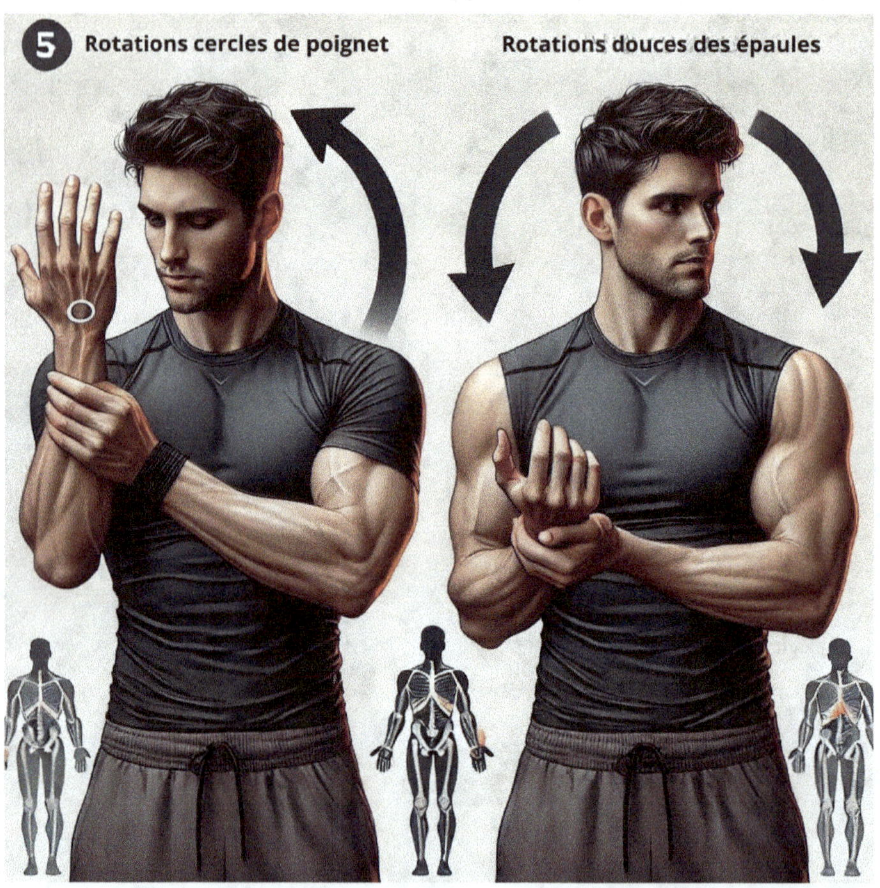

Grâce aux flèches, cette image offre une démonstration visuelle claire des exercices de mobilité articulaire, comme les cercles de poignet et les rotations d'épaules.

Instructions pas à pas

1. Asseyez-vous confortablement sur une chaise.
2. Étendez vos bras devant vous, puis faites des cercles avec vos poignets dans le sens des aiguilles d'une montre, puis dans le sens inverse.
3. Levez doucement vos épaules vers vos oreilles, puis relâchez.

4. Effectuez des cercles d'épaules vers l'avant, puis vers l'arrière.
5. Placez vos mains sur vos genoux et faites des rotations douces du torse.

Durée recommandée: 5 minutes par articulation.

Fréquence conseillée: 2 fois par jour.

Précautions à prendre
- ➢ Effectuez les mouvements lentement.
- ➢ Ne forcez pas au-delà de votre amplitude naturelle.

Variantes selon le niveau de douleur
- ➢ Douleur intense: Réduisez l'amplitude des mouvements.
- ➢ Douleur modérée: Ajoutez des exercices de flexion-extension des doigts.

Indicateurs de progression
- ➢ Amélioration de la souplesse articulaire.
- ➢ Réduction des sensations de raideur.

Notes pour personnaliser l'exercice
- ➢ Concentrez-vous sur les articulations les plus douloureuses pour des résultats ciblés.

3. EXERCICE: MOUVEMENTS DE RENFORCEMENT MUSCULAIRE LÉGER

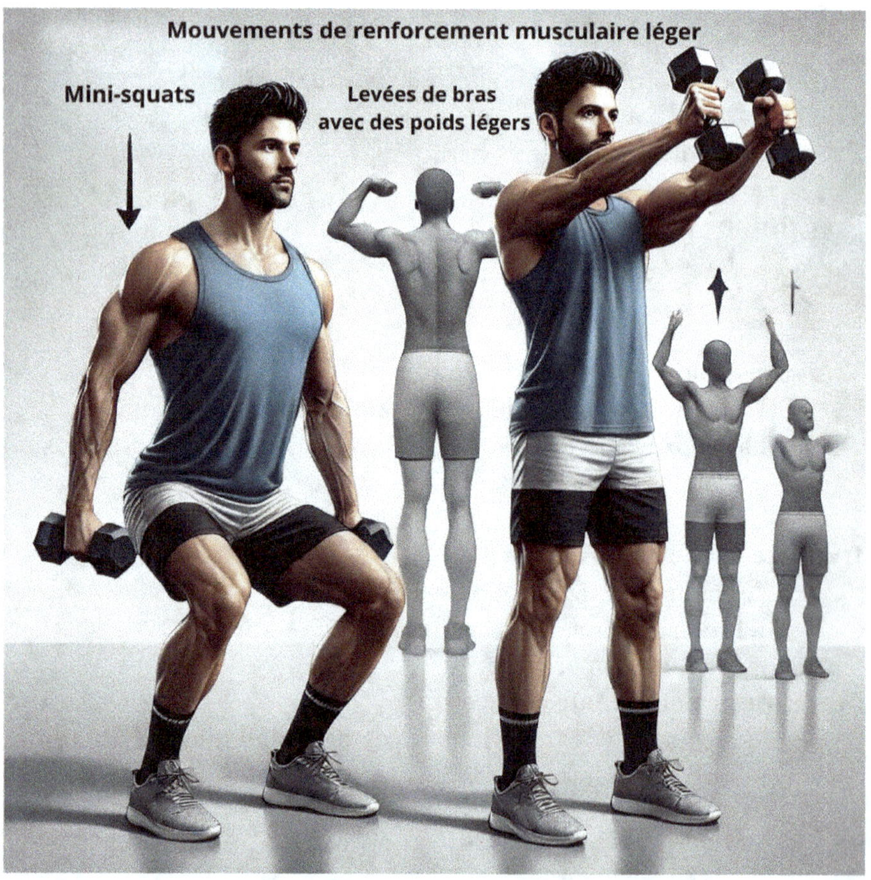

Ces illustrations montrent comment effectuer des mini-squats et des levées de bras avec des poids légers pour un renforcement musculaire en douceur.

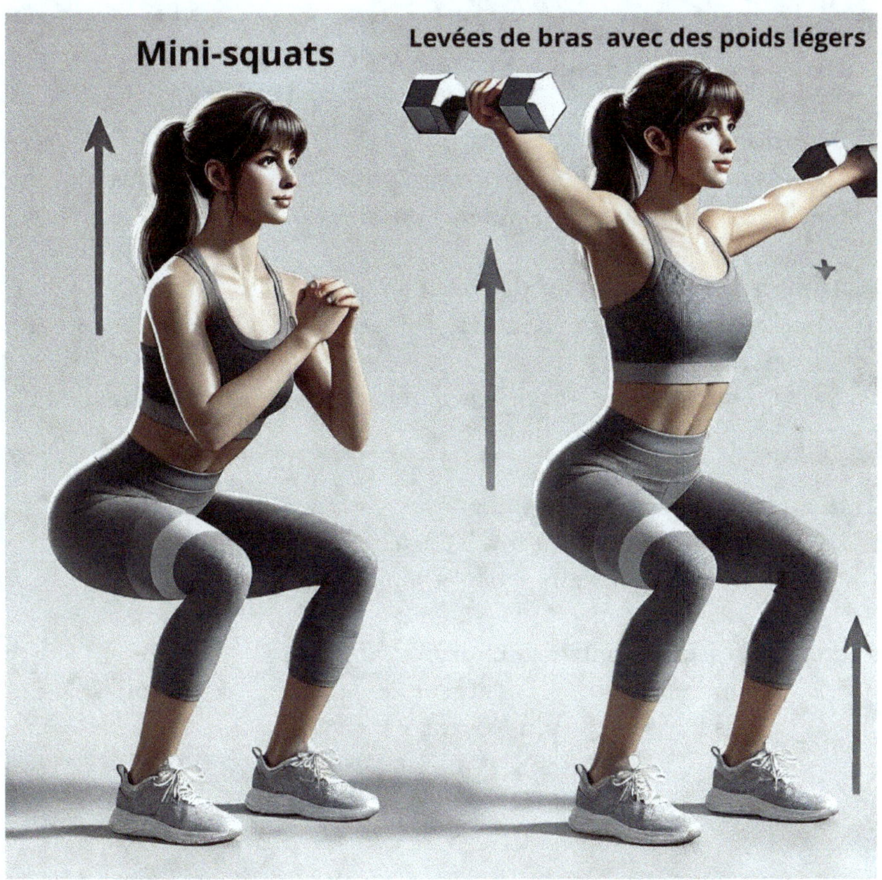

Grâce à cette illustration, vous pouvez facilement reproduire des mini-squats et des levées de bras avec haltères pour tonifier votre corps.

Instructions pas à pas

1. Tenez-vous debout, les pieds écartés à la largeur des hanches.
2. Effectuez un mini-squat: pliez légèrement les genoux tout en gardant le dos droit. Revenez à la position initiale.
3. Prenez deux petites bouteilles d'eau (ou poids légers) et levez vos bras sur les côtés jusqu'à la hauteur des épaules.
4. Redescendez lentement les bras.

Durée recommandée

> 10 répétitions par mouvement.

Fréquence conseillée

- ➢ 3 fois par semaine.

Précautions à prendre

- ➢ Maintenez une bonne posture pour éviter les tensions inutiles.
- ➢ Ne dépassez pas vos limites physiques.

Variantes selon le niveau de douleur

- ➢ Douleur intense: Réalisez uniquement les levées de bras en position assise.
- ➢ Douleur modérée: Ajoutez des fentes légères en tenant un support pour l'équilibre.

Indicateurs de progression

- ➢ Augmentation de la force musculaire.
- ➢ Diminution de la fatigue musculaire après l'exercice.

Notes pour personnaliser l'exercice

- ➢ Augmentez progressivement les répétitions ou utilisez des poids légèrement plus lourds.

4. EXERCICE D'ÉQUILIBRE ET DE POSTURE

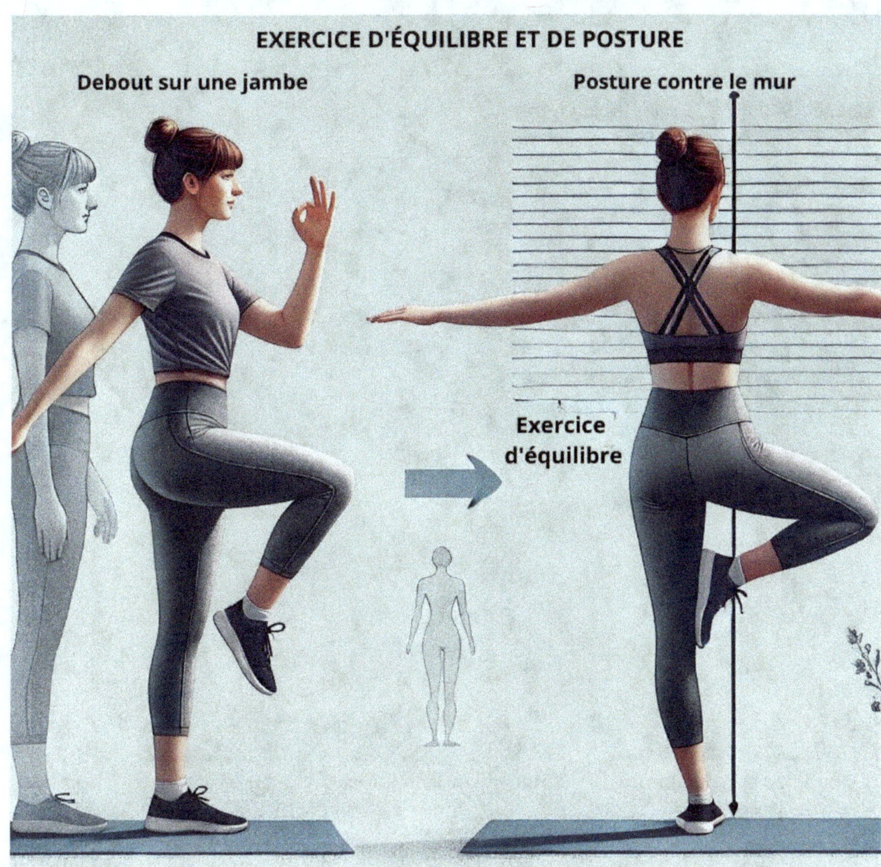

Cette image présente deux exercices simples pour améliorer l'équilibre et la posture: un exercice de balance sur une jambe et une posture de soutien mural. Les mouvements sont illustrés de manière claire et concise.

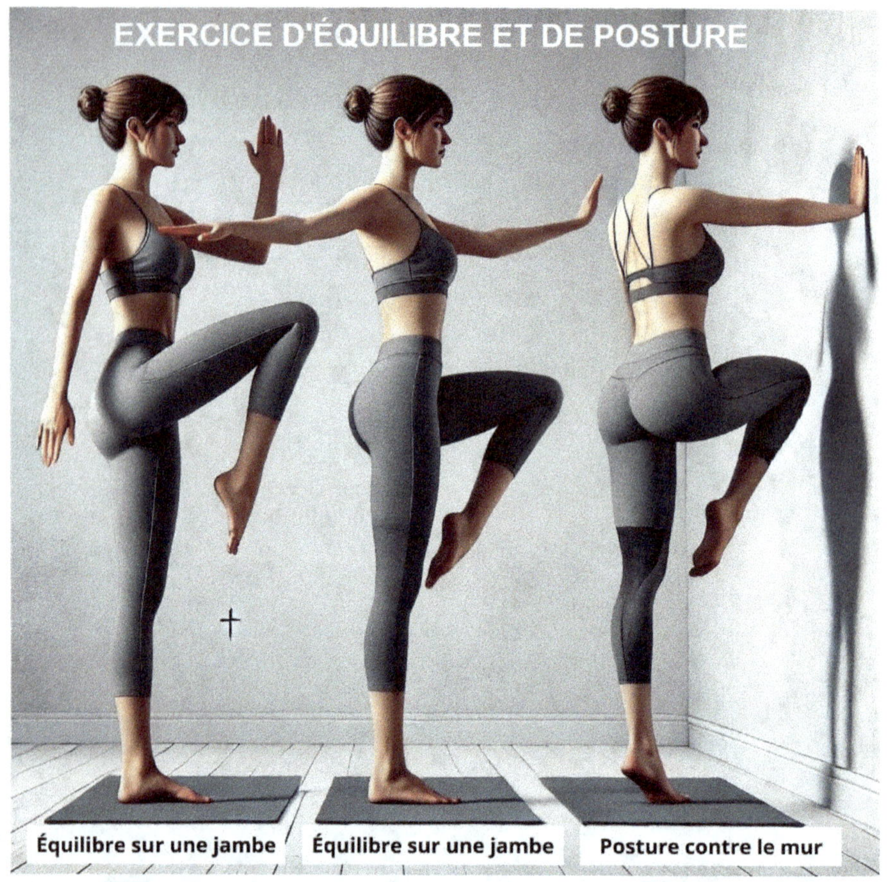

Cette image didactique illustre deux exercices simples pour améliorer l'équilibre et la posture: l'équilibre sur une jambe et la posture contre un mur. Les mouvements sont décomposés pour une meilleure compréhension.

Instructions pas à pas

1. Tenez-vous sur une jambe, l'autre jambe légèrement levée.
2. Maintenez cette position pendant 10 à 20 secondes, puis changez de jambe.
3. Placez-vous contre un mur, talons, dos et tête touchant le mur, et maintenez une posture droite pendant 30 secondes.

Durée recommandée

> ➢ 5 minutes par séance.

Fréquence conseillée
- ➤ Tous les jours.

Précautions à prendre
- ➤ Utilisez un support pour éviter les risques de chute.
- ➤ Ne forcez pas si vous ressentez une instabilité importante.

Variantes selon le niveau de douleur
- ➤ **Douleur intense:** Réalisez les exercices d'équilibre en position assise.
- ➤ **Douleur modérée:** Essayez de tenir plus longtemps sur une jambe.

Indicateurs de progression
- ➤ Amélioration de l'équilibre.
- ➤ Capacité à maintenir une posture droite plus longtemps.

Notes pour personnaliser l'exercice
- ➤ Ajoutez des variations comme fermer les yeux pour travailler davantage l'équilibre.

5. EXERCICE: TECHNIQUES D'AUTO-MASSAGE

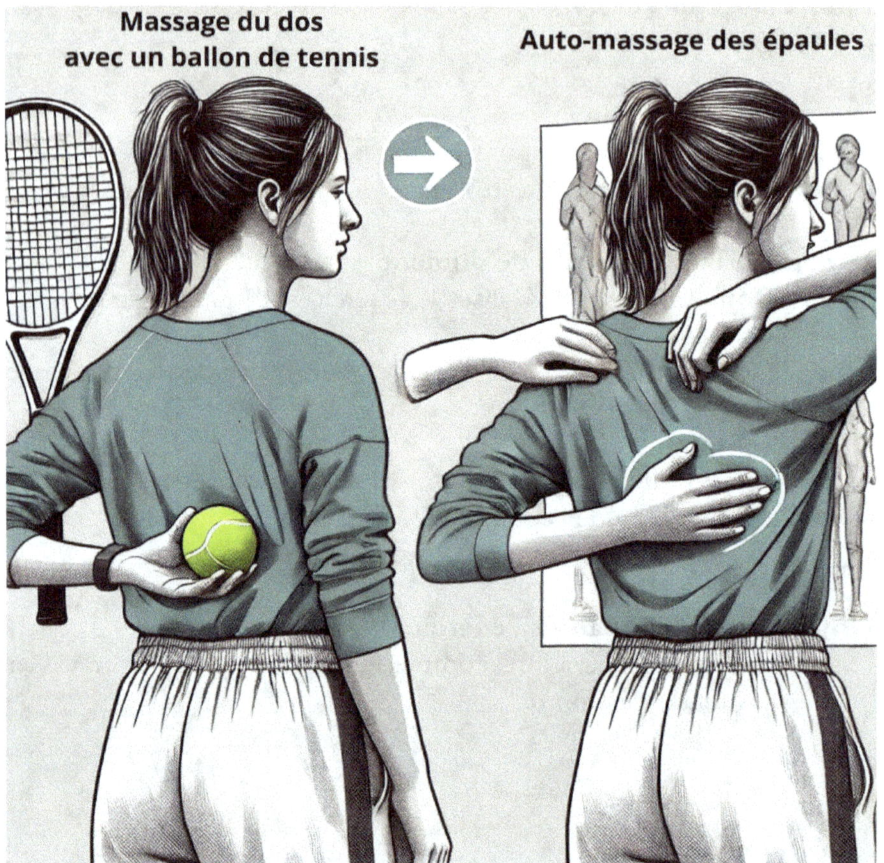

Une illustration montrant un auto-massage avec une balle de tennis et un auto-massage des épaules.

Instructions pas à pas

1. Prenez une balle de tennis et placez-la entre votre dos et un mur.
2. Faites rouler doucement la balle en effectuant des mouvements circulaires.
3. Massez vos épaules avec vos mains, en appliquant une pression douce avec les doigts.
4. Massez également vos jambes en utilisant vos pouces pour effectuer de légères pressions circulaires.

Durée recommandée
- 5 minutes par zone.

Fréquence conseillée
- Tous les jours ou dès que vous ressentez une tension.

Précautions à prendre
- Évitez les zones inflammées ou douloureuses au toucher.
- Appliquez une pression modérée pour éviter les irritations.

Variantes selon le niveau de douleur
- **Douleur intense:** Utilisez une serviette chaude pour détendre les muscles avant le massage.
- **Douleur modérée:** Ajoutez des mouvements de massage avec une huile essentielle relaxante.

Indicateurs de progression
- Diminution des tensions musculaires.
- Amélioration de la souplesse dans les zones massées.

Notes pour personnaliser l'exercice
- Concentrez-vous sur les zones les plus tendues pour un soulagement ciblé.

6. EXERCICE DE MARCHE THÉRAPEUTIQUE

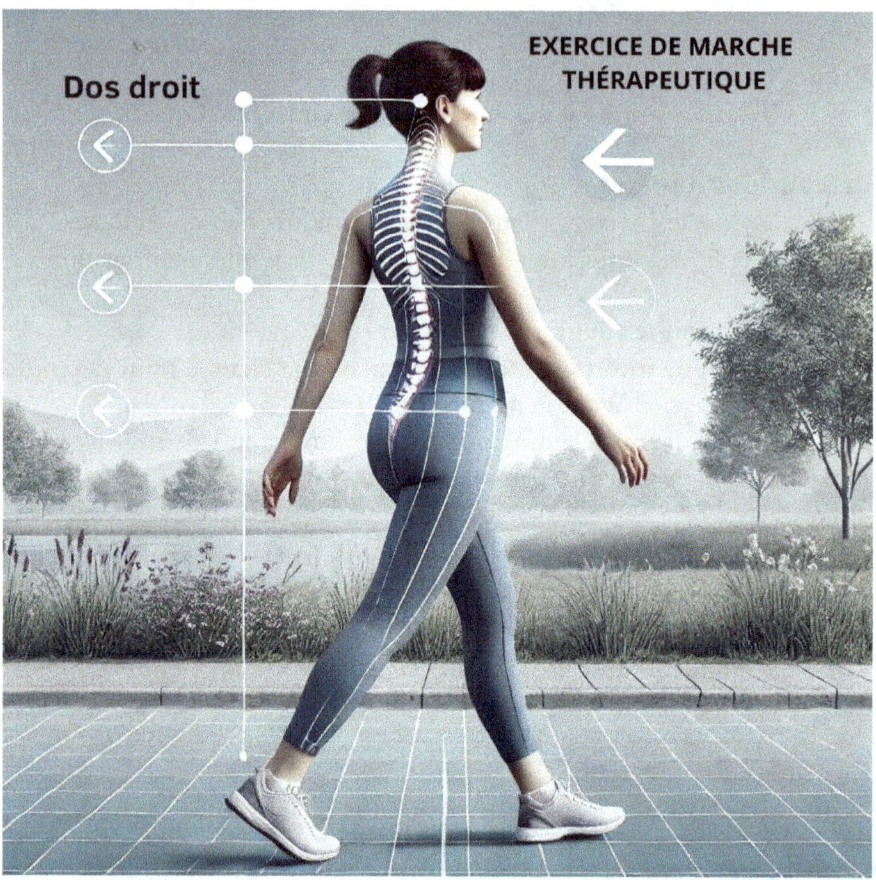

Cette illustration montre une femme adoptant une posture idéale pour la marche thérapeutique: dos droit, épaules détendues et bras qui balancent naturellement. Les éléments clés pour une bonne posture sont mis en évidence.

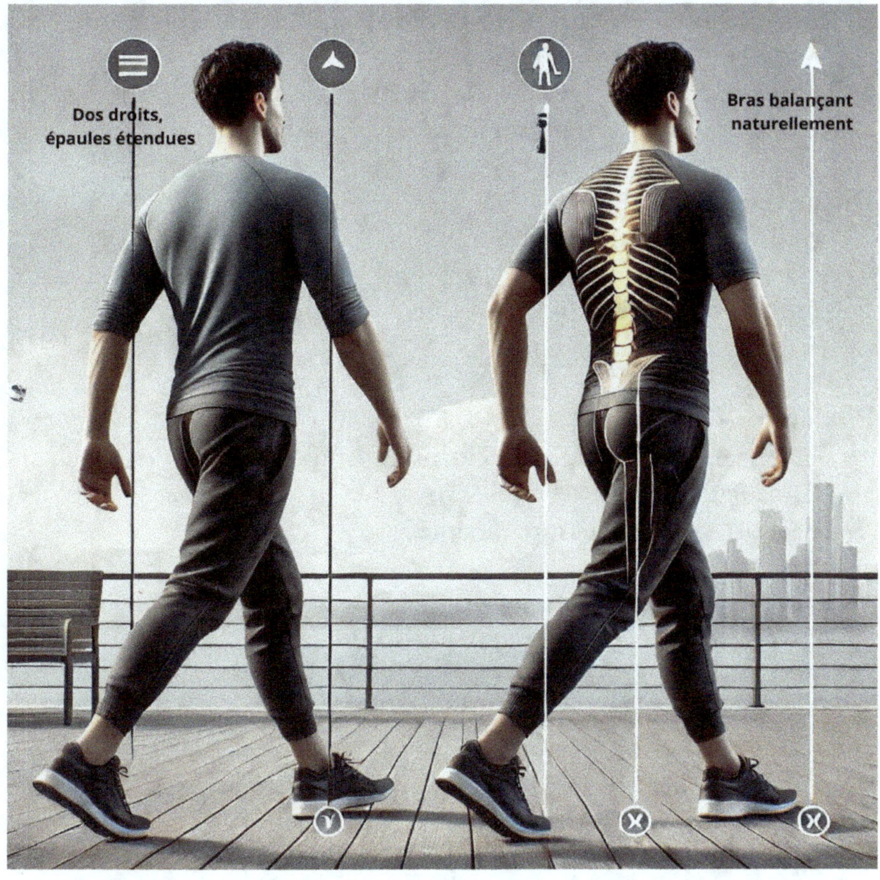

Cette illustration montre comment adopter une posture correcte en marchant: dos droit, épaules en arrière et mouvement naturel des bras.

Instructions pas à pas

1. Choisissez un environnement calme: Une piste, un parc ou même un couloir spacieux.

2. Adoptez une posture droite: Gardez les épaules détendues, la tête levée et le regard droit devant.

3. Démarrez à un rythme lent: Marchez doucement pendant 2 minutes pour échauffer vos muscles.

4. Augmentez légèrement la cadence: Passez à un rythme modéré qui reste confortable.

5. Concentrez-vous sur votre respiration: Inspirez profondément par le nez et expirez par la bouche.

6. Réduisez progressivement la vitesse: Terminez par une marche lente pendant 2 minutes pour récupérer.

Durée recommandée
- 10 à 15 minutes par session

Fréquence conseillée
- 3 à 5 fois par semaine

Précautions
- Évitez les surfaces accidentées si vous avez des douleurs articulaires.
- Portez des chaussures adaptées.

Variantes selon le niveau de douleur
- **Douleur légère:** Ajoutez une légère montée.
- **Douleur modérée:** Restez sur terrain plat.

Indicateurs de progression
- Augmentez la durée de 1 à 2 minutes chaque semaine.

Notes personnalisables
- Enregistrez vos progrès (distance, durée) pour évaluer vos performances.

7. EXERCICE MOUVEMENTS DE YOGA ADAPTÉS À LA DOULEUR

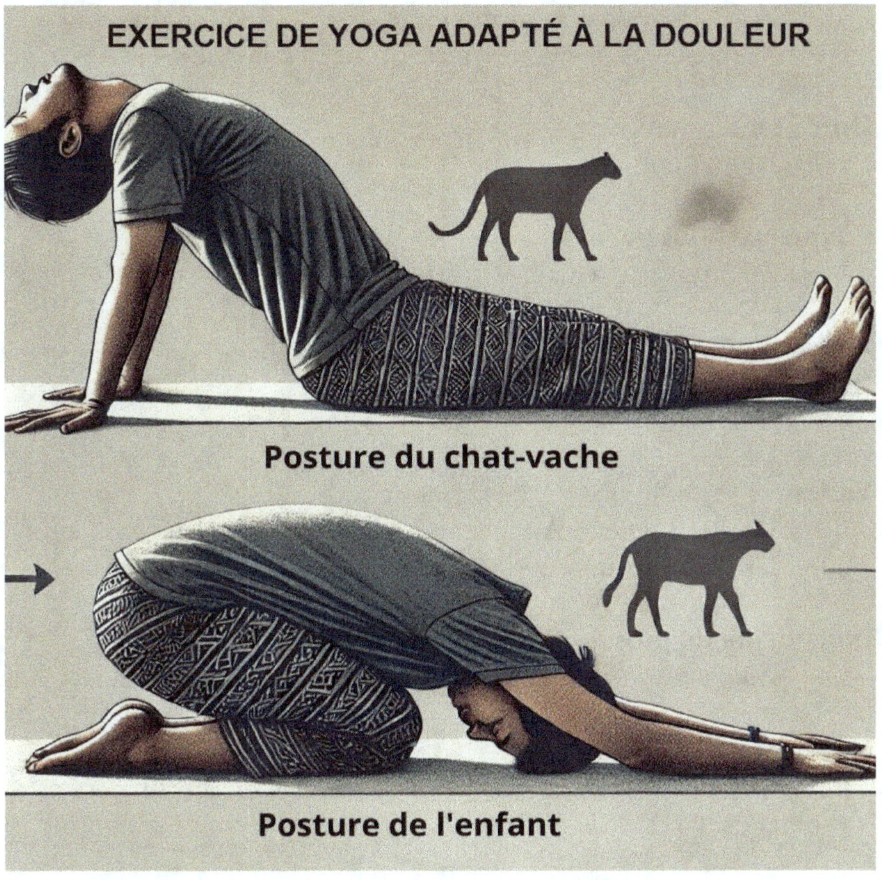

Cette image illustre deux postures de yoga simples mais efficaces pour soulager la douleur: le chat-vache et l'enfant. Les mouvements sont décrits de manière claire et précise.

Instructions pas à pas

1. Posture du chat-vache:
- ➢ Mettez-vous à quatre pattes sur un tapis.
- ➢ Inspirez en cambrant doucement le dos (posture du "chat").
- ➢ Expirez en arrondissant le dos (posture de la "vaché").
- ➢ Répétez 8 à 10 fois.

2. Posture de l'enfant:
> Asseyez-vous sur vos talons.
> Penchez-vous vers l'avant en tendant les bras devant vous.
> Maintenez la position pendant 15 à 20 secondes.

Durée recommandée
> 10 à 15 minutes

Fréquence conseillée
> 2 à 3 fois par semaine

Précautions
> Évitez les mouvements brusques.
> Utilisez un coussin si nécessaire pour soutenir vos genoux.

Variantes selon le niveau de douleur
> **Douleur légère:** Ajoutez une torsion douce en position assise.
> **Douleur modérée:** Restez dans les postures de base.

Indicateurs de progression
> Augmentez progressivement la durée de chaque posture.

Notes personnalisables
> Notez votre niveau de confort après chaque session.

8. EXERCICE AQUATIQUE RECOMMANDÉ

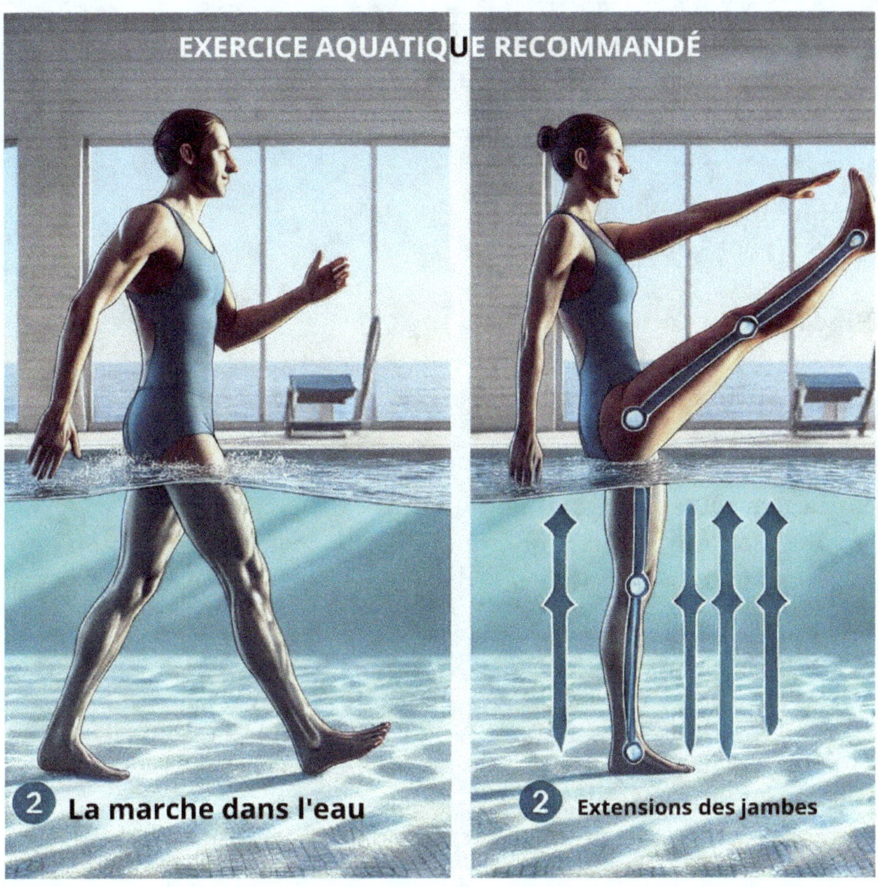

Cette représentation visuelle met en évidence la bonne technique pour réaliser la marche aquatique et les extensions de jambes en piscine.

Instructions pas à pas

1. Marche dans l'eau:
- ➢ Entrez dans une piscine où l'eau atteint votre taille.
- ➢ Marchez lentement pendant 5 minutes.

2. Extensions des jambes:
- ➢ Tenez-vous au bord de la piscine.

- ➤ Soulevez une jambe devant vous, maintenez 5 secondes, puis changez de jambe.
- ➤ Répétez 8 fois de chaque côté.

Durée recommandée
- ➤ 20 à 30 minutes

Fréquence conseillée
- ➤ 1 à 2 fois par semaine

Précautions
- ➤ Assurez-vous que l'eau n'est pas trop froide.
- ➤ Évitez les exercices vigoureux si vous ressentez une douleur accrue.

Variantes selon le niveau de douleur
- ➤ **Douleur légère:** Ajoutez des mouvements de bras sous l'eau.
- ➤ **Douleur modérée:** Concentrez-vous uniquement sur la marche.

Indicateurs de progression
- ➤ Augmentez la durée des exercices aquatiques progressivement.

Notes personnalisables
- ➤ Notez la sensation de légèreté ou de soulagement après chaque session.

9. EXERCICE: ROUTINES DE TAI-CHI SIMPLIFIÉES

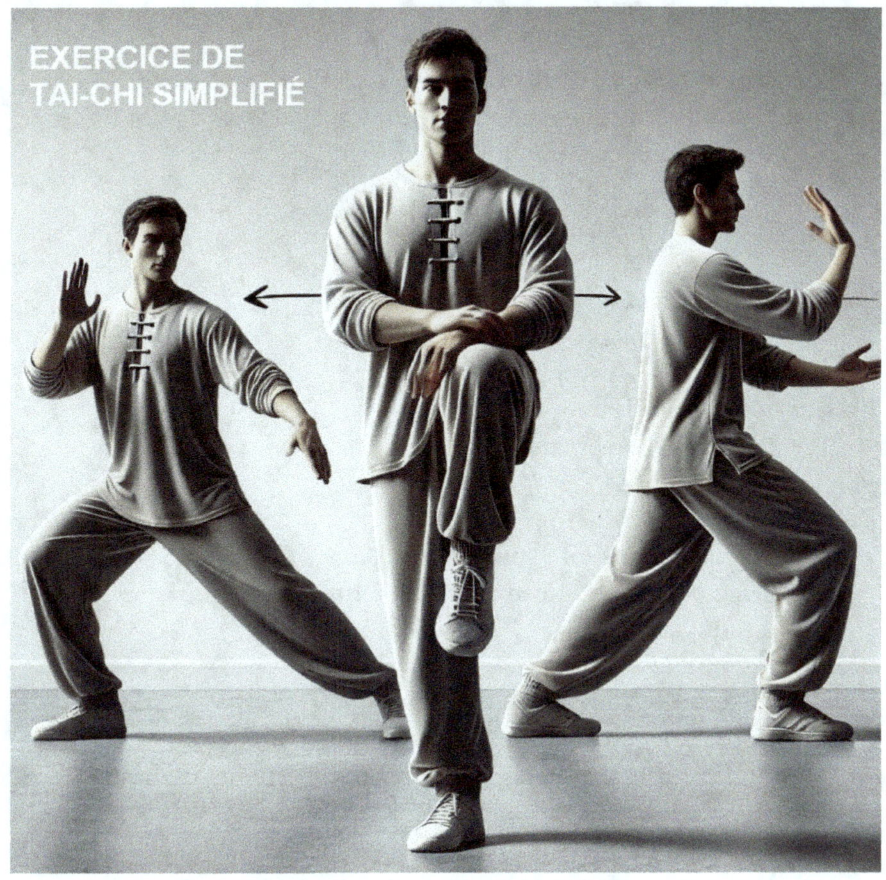

Cette image a pour but de vous initier au Tai Chi en vous montrant les postures et les mouvements de base.

Instructions pas à pas

1. Position de départ:
  ➢ Tenez-vous debout, les pieds écartés à la largeur des épaules.
  ➢ Relâchez vos bras le long du corps.

2. Mouvement circulaire des bras:
  ➢ Levez lentement les bras à hauteur des épaules tout en inspirant.

> ➢ Abaissez-les doucement en expirant.
> ➢ Répétez 5 fois.

3. Pas en avant avec équilibre:
> ➢ Avancez doucement un pied tout en levant les bras.
> ➢ Revenez à la position initiale.
> ➢ Alternez les jambes.
> ➢ Répétez 5 fois de chaque côté.

Durée recommandée
> ➢ 10 à 15 minutes

Fréquence conseillée
> ➢ 2 à 3 fois par semaine

Précautions
> ➢ Pratiquez dans un espace dégagé.
> ➢ Effectuez les mouvements lentement pour éviter les déséquilibres.

Variantes selon le niveau de douleur
> ➢ Douleur légère: Ajoutez des rotations de la tête.
> ➢ Douleur modérée: Restez sur les mouvements de base.

Indicateurs de progression
> ➢ Ajoutez un nouveau mouvement après 2 semaines de pratique.

Notes personnalisables
> ➢ Notez votre niveau de relaxation après chaque session.

10. EXERCICE: SÉQUENCES DE STRETCHING CIBLÉ

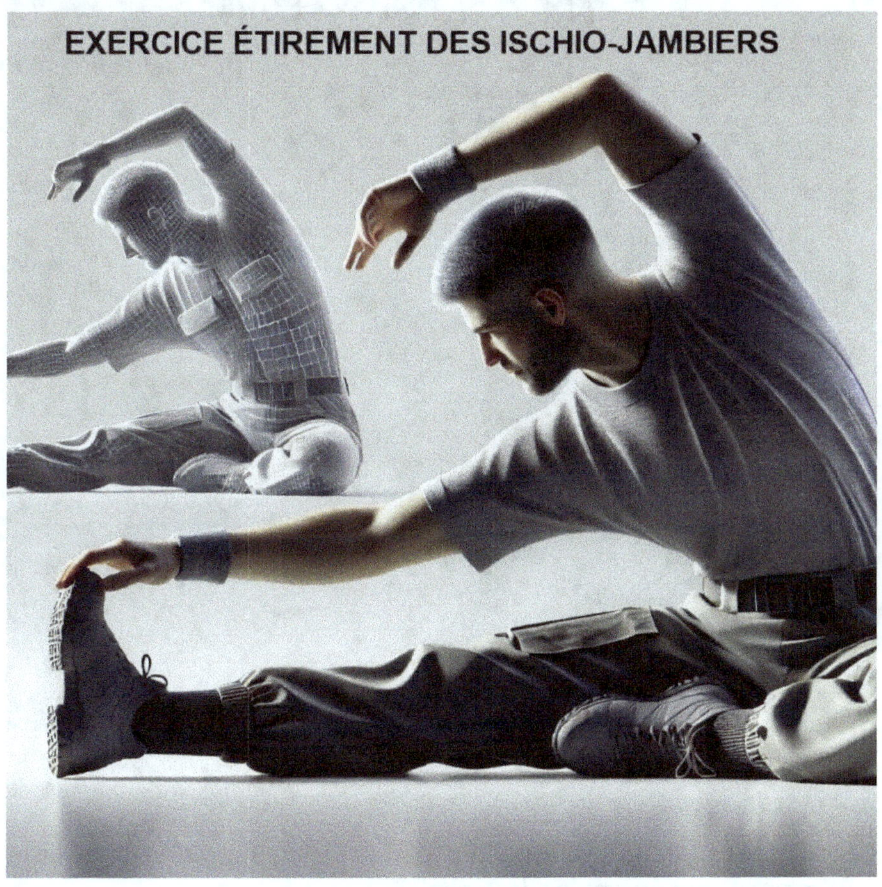

Cette représentation visuelle vous guide pas à pas dans la réalisation d'étirements des ischio-jambiers et des épaules. Les postures sont illustrées de manière à faciliter votre compréhension.

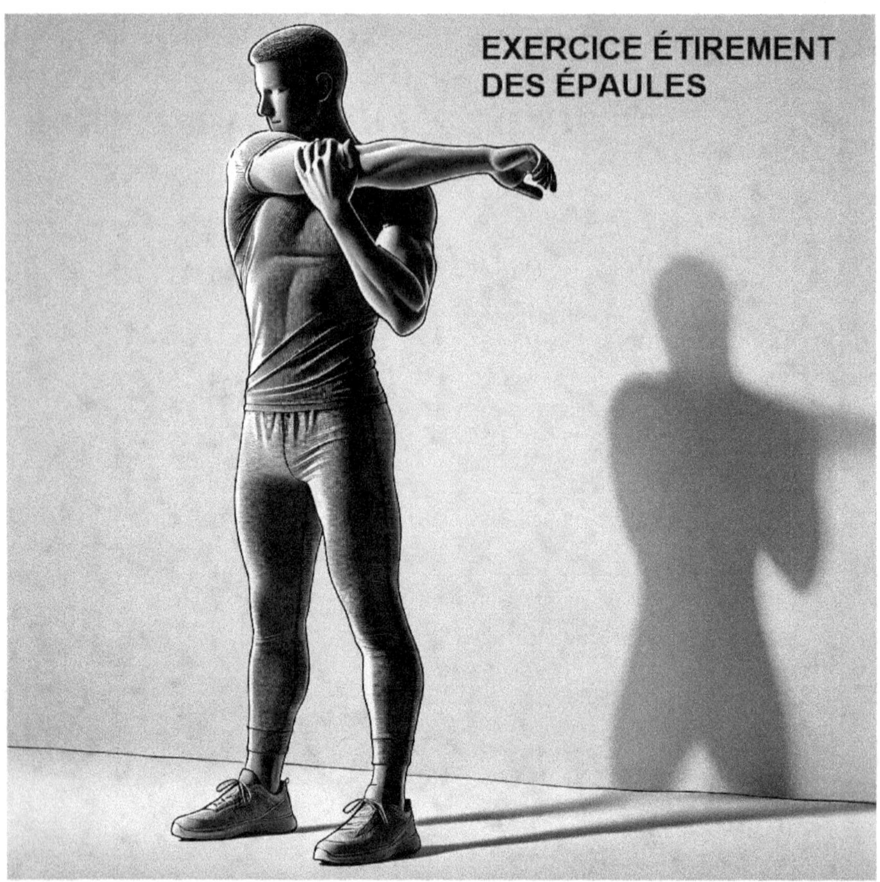

Cette image, est un guide visuel parfait pour apprendre à réaliser correctement un étirement des épaules.

Instructions pas à pas

1. Étirement des ischio-jambiers:
- ➢ Asseyez-vous sur un tapis, une jambe tendue, l'autre pliée.
- ➢ Penchez-vous doucement vers la jambe tendue.
- ➢ Maintenez 15 secondes, puis changez de côté.

2. Étirement des épaules:
- ➢ Tenez un bras droit devant vous.
- ➢ Utilisez l'autre main pour tirer doucement le bras vers vous.
- ➢ Maintenez pendant 10 secondes et changez de côté.

Durée recommandée
- ➢ 10 à 15 minutes

Fréquence conseillée
- ➢ 3 à 4 fois par semaine

Précautions
- ➢ Évitez de forcer les étirements.
- ➢ Maintenez une respiration régulière.

Variantes selon le niveau de douleur
- ➢ **Douleur légère:** Ajoutez des rotations du cou.
- ➢ **Douleur modérée:** Concentrez-vous uniquement sur les étirements assis.

Indicateurs de progression
- ➢ Augmentez la durée de chaque étirement de 5 secondes chaque semaine.

Notes personnalisables
- ➢ Évaluez votre flexibilité et notez les zones les plus tendues.

Ces exercices sont conçus pour offrir des solutions pratiques, adaptables à tous les niveaux de douleur. Ils sont accompagnés de précautions et d'indicateurs pour permettre une progression sécurisée.

PARTIE 2: EXERCICES DE RESPIRATION ET RELAXATION

11. EXERCICE: RESPIRATION DIAPHRAGMATIQUE PROFONDE

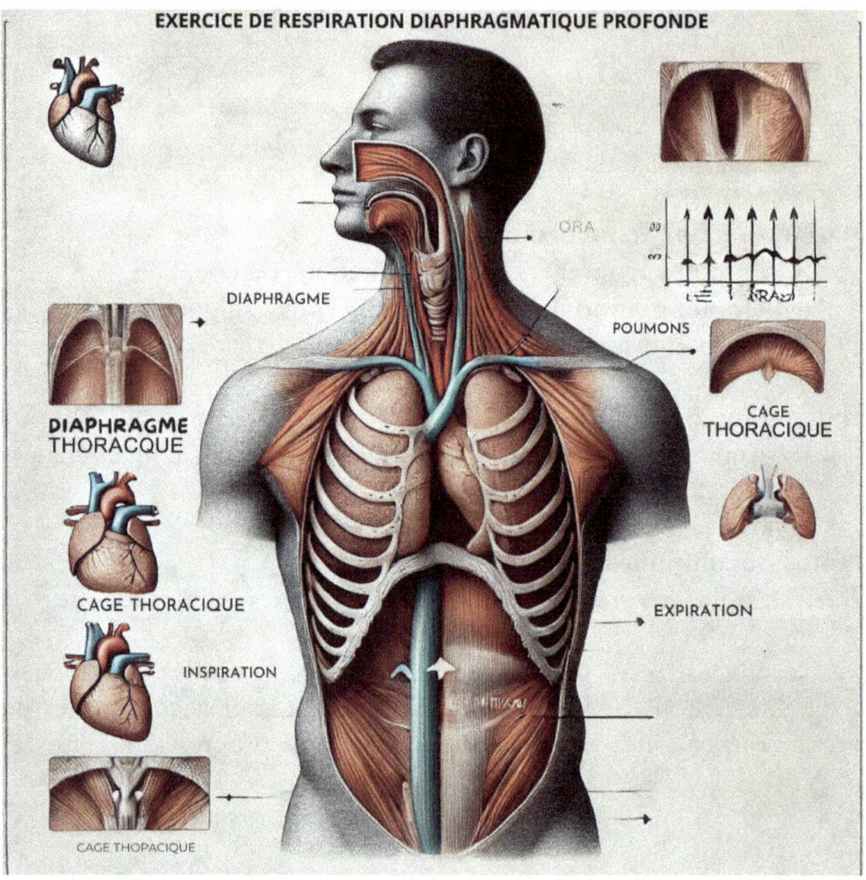

Ce visuel pédagogique, vous permet de comprendre facilement le rôle du diaphragme et les modifications de la cage thoracique pendant la respiration abdominale.

Instructions:

1. Asseyez-vous ou allongez-vous dans une position confortable.
2. Placez une main sur votre poitrine et l'autre sur votre abdomen.

3. Inspirez lentement par le nez pendant 4 secondes, en sentant votre abdomen se soulever.

4. Expirez doucement par la bouche pendant 6 secondes, en laissant votre abdomen s'abaisser.

5. Répétez cette séquence pendant 5 à 10 minutes.

Durée recommandée:
> ➤ 10 minutes.

Fréquence conseillée:
> ➤ 2 à 3 fois par jour.

Précautions:
> ➤ Évitez de forcer votre respiration.
> ➤ Si vous ressentez des vertiges, arrêtez l'exercice et reposez-vous.

Variantes selon le niveau de douleur:
> ➤ Pratiquez l'exercice allongé si la position assise est inconfortable.

Indicateurs de progression:
> ➤ Réduction de la tension musculaire et amélioration de la sensation de calme.

Notes personnalisées:
> ➤ Ajustez la durée de l'expiration selon votre confort.

12. EXERCICE: TECHNIQUE DE RESPIRATION CARRÉE

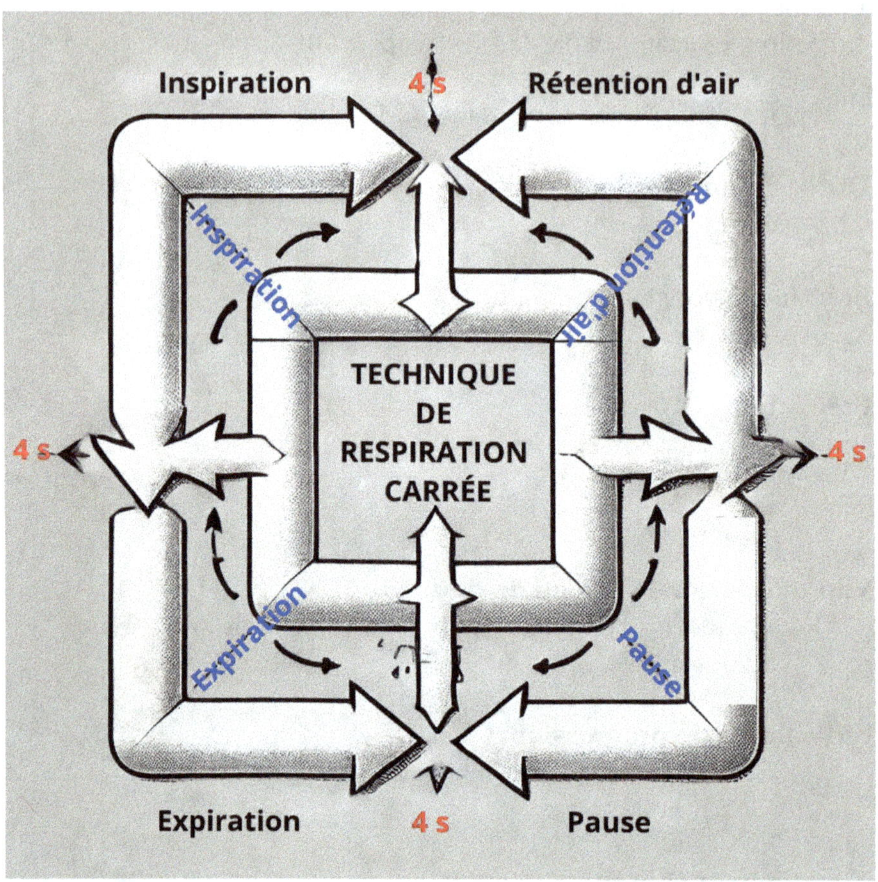

Instructions:
1. Asseyez-vous dans un endroit calme.
2. Inspirez lentement par le nez pendant 4 secondes.
3. Retenez votre souffle pendant 4 secondes.
4. Expirez lentement par la bouche pendant 4 secondes.
5. Retenez votre souffle à nouveau pendant 4 secondes.
6. Répétez le cycle 5 à 10 fois.

Durée recommandée:
- ➤ 5 minutes.

Fréquence conseillée:

> Une fois par jour ou en cas de stress.

Précautions:
> Ne retenez pas votre souffle si cela provoque une gêne.

Variantes selon le niveau de douleur:
> Augmentez ou diminuez les durées selon votre capacité respiratoire.

Indicateurs de progression:
> Sensation accrue de contrôle et diminution du stress.

Notes personnalisées:
> Utilisez une application pour suivre les cycles.

13. EXERCICE: COHÉRENCE CARDIAQUE GUIDÉE

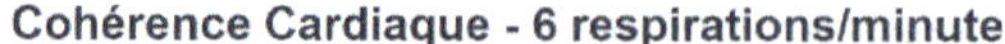

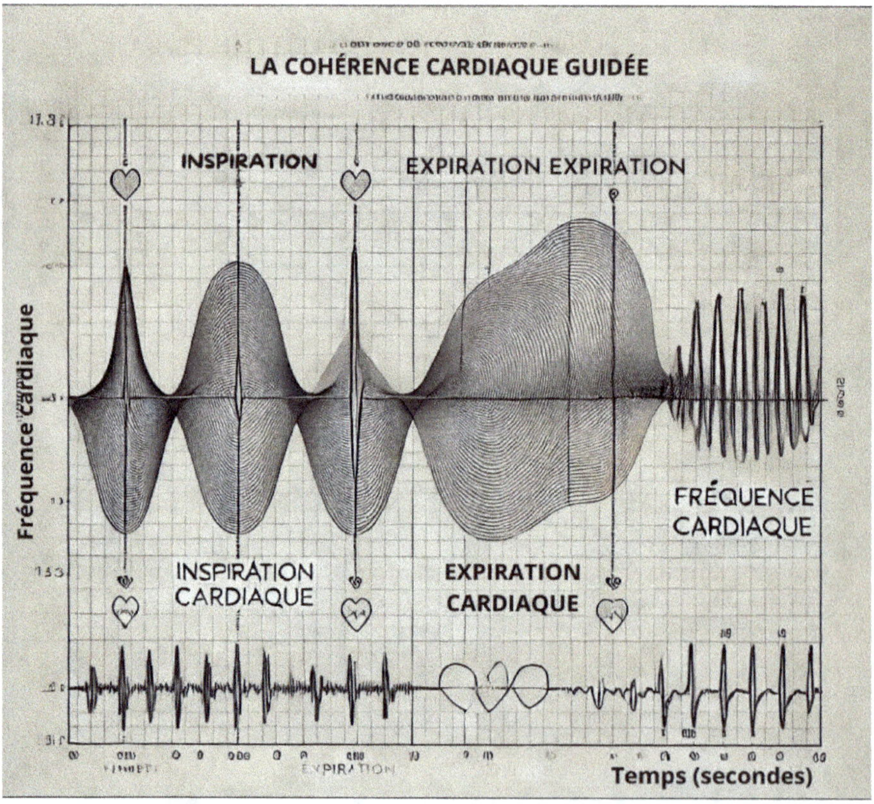

Cohérence Cardiaque - 6 respirations/minute

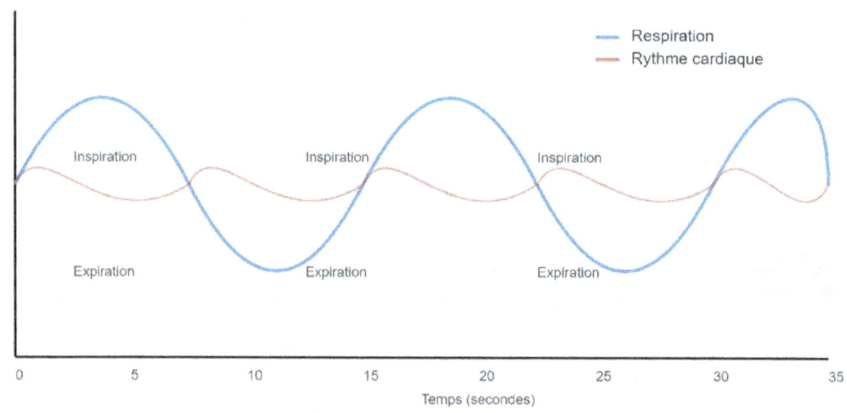

Instructions:

1. Installez-vous confortablement.
2. Inspirez lentement pendant 5 secondes.
3. Expirez doucement pendant 5 secondes.
4. Continuez ce rythme pendant 5 minutes, en vous concentrant sur une respiration régulière.
5. Utilisez une application ou une vidéo guidée si nécessaire.

Durée recommandée:
 ➢ 5 minutes.

Fréquence conseillée:
 ➢ 3 fois par jour (matin, après-midi, soir).

Précautions:
 ➢ Respirez à votre rythme si les 5 secondes semblent trop longues.

Variantes selon le niveau de douleur:
 ➢ Allongez-vous pour une relaxation maximale.

Indicateurs de progression:
 ➢ Stabilisation du rythme cardiaque et sensation de bien-être.

Notes personnalisées:
 ➢ Combinez cet exercice avec une musique relaxante.

14. EXERCICE DE RELAXATION PROGRESSIVE

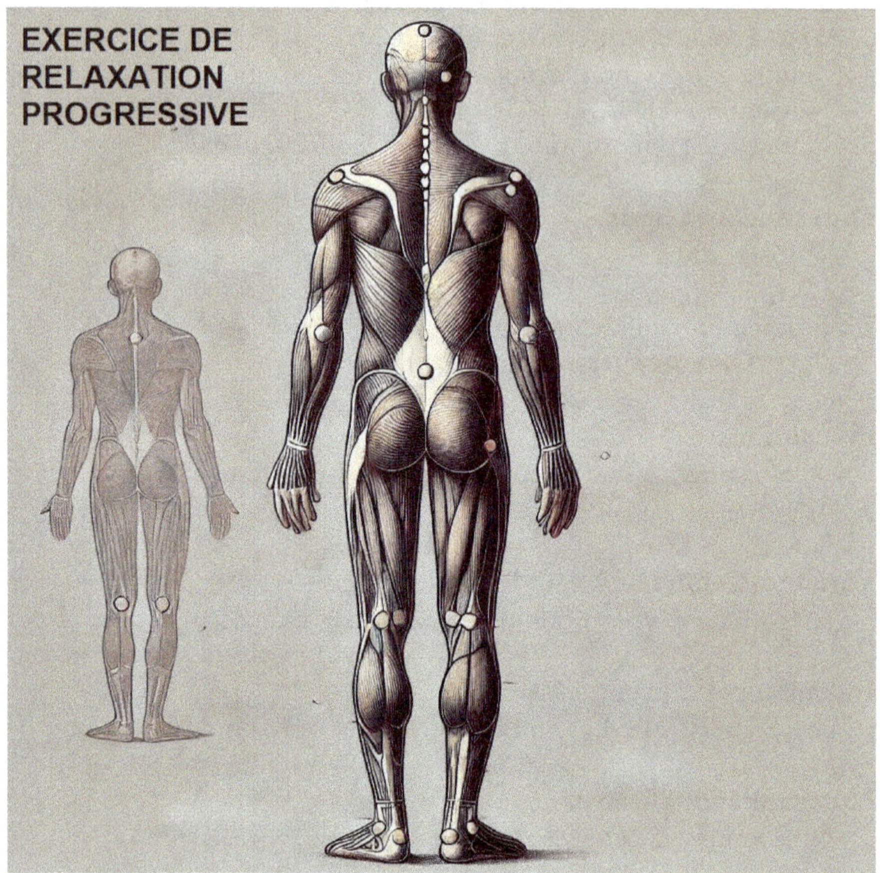

Image du Corps humain avec les zones de tension à relâcher.

Ce dessin simple mais complet du corps humain, vous montre clairement quels muscles détendre pour vous relaxer.

Instructions A (Durée recommandée: 10 minutes.**):**
1. Mains et avant-bras: Serrez les poings, puis relâchez. (Tension souvent liée au stress et à l'écriture).
2. Biceps: Fléchissez les bras en contractant les biceps, puis relâchez.
3. Épaules: Haussez les épaules vers les oreilles, puis relâchez. (Tension fréquente due au stress et aux mauvaises postures).
4. Front: Froncez les sourcils, puis relâchez. (Tension souvent liée à la concentration et aux soucis).

5. Yeux et nez: Fermez les yeux en les serrant fort, puis relâchez.

6. Mâchoire: Serrez les dents, puis relâchez. (Tension souvent liée au stress et au grincement des dents).

7. Cou: Appuyez le menton contre la poitrine, puis relâchez. Penchez ensuite la tête en arrière, puis relâchez. (Tension fréquente due aux mauvaises postures et au stress).

8. Poitrine: Prenez une grande inspiration en gonflant la poitrine, puis relâchez l'air lentement.

9. Dos: Arquez légèrement le dos, puis relâchez. (Tension fréquente due aux mauvaises postures et au port de charges lourdes).

10. Abdomen: Rentrez le ventre en contractant les muscles abdominaux, puis relâchez.

11. Cuisses: Tendez les jambes en contractant les muscles des cuisses, puis relâchez.

12. Mollets: Tendez les pieds en pointant les orteils, puis relâchez.

13. Pieds: Repliez les orteils, puis relâchez.

Instructions B:

1. Allongez-vous dans un endroit calme.

2. Contractez doucement les muscles de vos pieds pendant 5 secondes, puis relâchez.

3. Remontez progressivement vers vos mollets, vos cuisses, votre abdomen, vos bras et votre visage.

4. Prenez le temps de ressentir la relaxation dans chaque zone après avoir relâché la tension.

5. Répétez si nécessaire.

Durée recommandée: 10 minutes.

Fréquence conseillée: Une fois par jour ou avant de dormir.

Précautions: Contractez les muscles légèrement pour éviter toute douleur.

Variantes selon le niveau de douleur: Concentrez-vous uniquement sur les zones qui ne sont pas douloureuses.

Indicateurs de progression: Amélioration de la perception corporelle et diminution des tensions musculaires.

Notes personnalisées: Associez cet exercice à une lumière tamisée pour plus de détente.

15. EXERCICE: MÉDITATION BODY SCAN

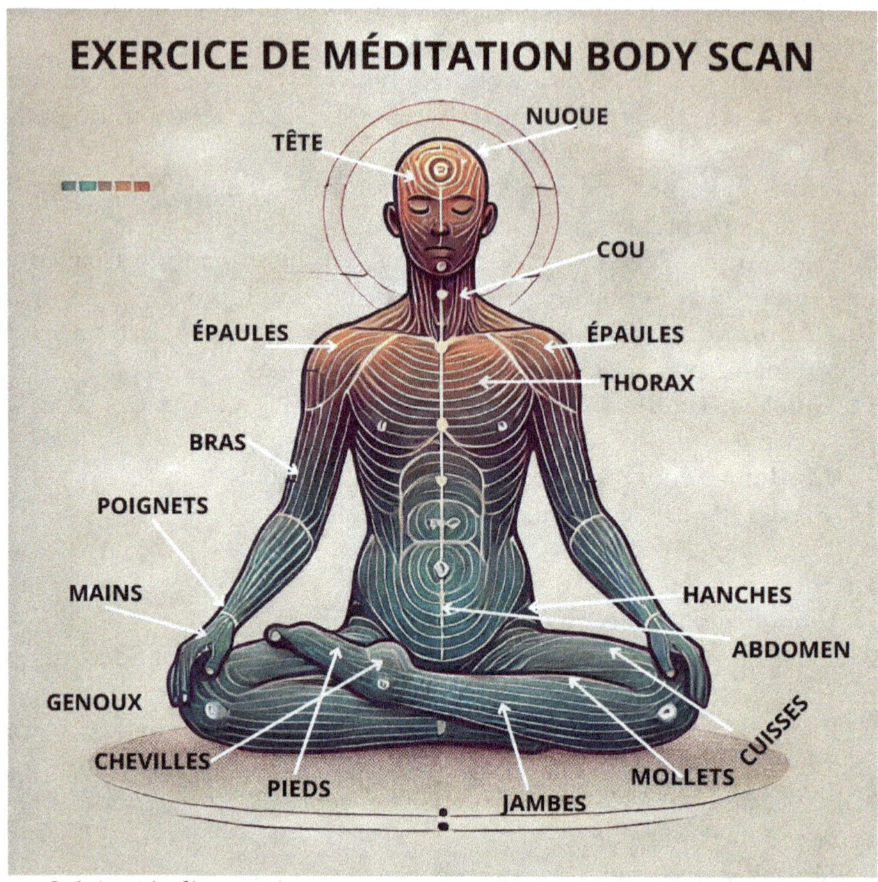

Schéma indiquant les zones corporelles à scanner mentalement.

Instructions:

1. Allongez-vous ou asseyez-vous dans une position confortable.
2. Fermez les yeux et concentrez-vous sur votre respiration.
3. Portez votre attention sur vos orteils et notez les sensations (chaleur, tension, picotements, etc.).
4. Remontez lentement votre attention vers vos jambes, votre abdomen, votre poitrine, vos bras et votre tête.
5. Prenez 1 à 2 minutes pour chaque partie du corps.

Durée recommandée:

10 à 15 minutes.

Fréquence conseillée:
> ➢ Une fois par jour ou en cas de besoin.

Précautions:
> ➢ Si des émotions désagréables surgissent, recentrez-vous sur votre respiration.

Variantes selon le niveau de douleur:
> ➢ Faites le scan uniquement sur les zones confortables.

Indicateurs de progression:
> ➢ Sensation de calme mental et meilleure gestion de la douleur.

Notes personnalisées:
> ➢ Utilisez une application ou un enregistrement pour vous guider.

16. EXERCICE DE VISUALISATION POSITIVE

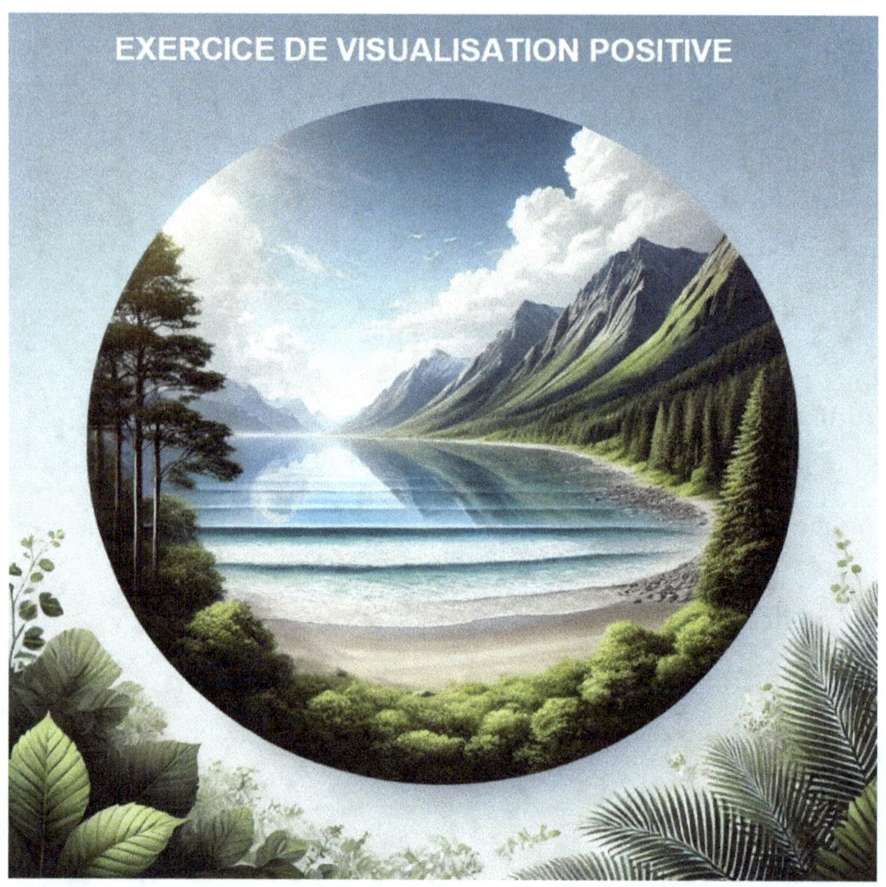

Instructions pas à pas

1. Asseyez-vous confortablement dans un endroit calme.
2. Fermez les yeux et prenez quelques respirations profondes.
3. Imaginez un lieu apaisant où vous vous sentez en sécurité et détendu.
4. Ajoutez des détails: les sons, les odeurs, les sensations physiques.
5. Restez concentré sur cette visualisation pendant 5 à 10 minutes.

Durée recommandée
➢ 10 minutes.

Fréquence conseillée
- ➢ Une fois par jour.

Précautions à prendre
- ➢ Évitez les interruptions pendant l'exercice.
- ➢ Assurez-vous d'être dans un espace calme.

Variantes selon le niveau de douleur
- ➢ En cas de douleur intense, focalisez votre visualisation sur un endroit associé à la guérison.

Indicateurs de progression
- ➢ Sensation accrue de détente après chaque session.

Notes pour personnaliser l'exercice
- ➢ Adaptez la visualisation à des lieux spécifiques qui évoquent des souvenirs heureux.

17. EXERCICE DE PLEINE CONSCIENCE

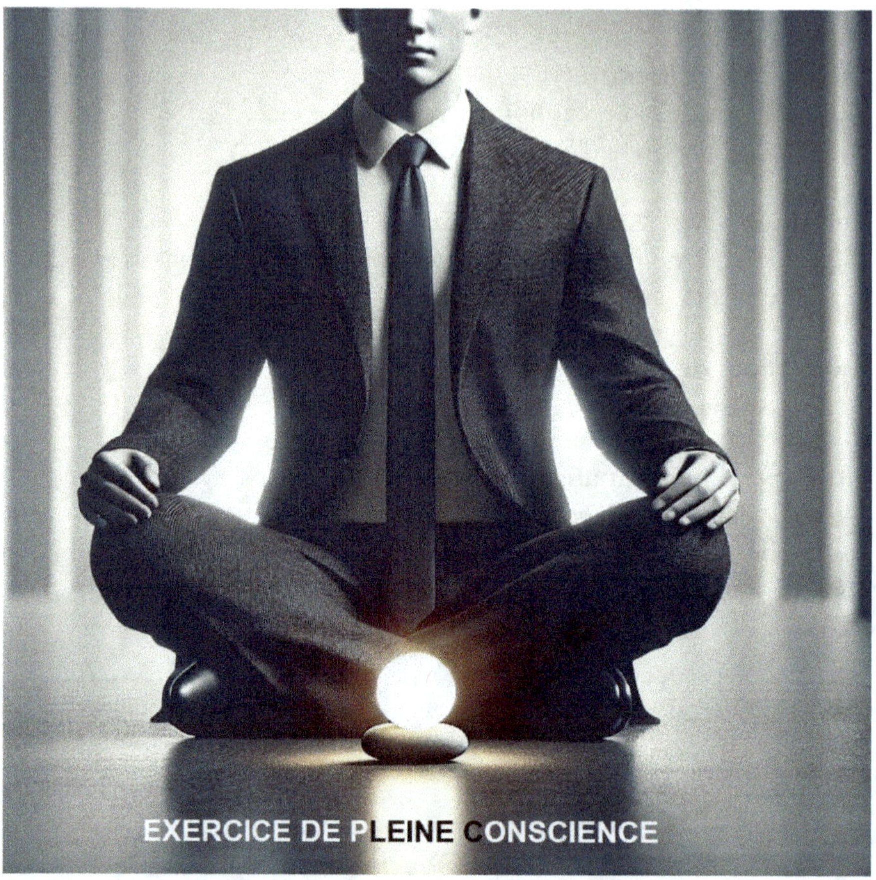

Cette image illustre un exercice classique de pleine conscience: la concentration sur un objet pour ancrer l'esprit dans le présent.

Instructions pas à pas

1. Choisissez un objet simple, comme un fruit ou une tasse.
2. Observez-le attentivement: sa couleur, sa texture, ses détails.
3. Tenez l'objet dans vos mains et ressentez sa température et son poids.
4. Portez votre attention à votre respiration tout en explorant l'objet.
5. Pratiquez cet exercice pendant 5 à 10 minutes.

Durée recommandée
- ➤ 5 à 10 minutes.

Fréquence conseillée
- ➤ Deux fois par jour.

Précautions à prendre
- ➤ Restez concentré uniquement sur l'objet choisi.

Variantes selon le niveau de douleur
- ➤ En cas de douleur, pratiquez cet exercice en position allongée.

Indicateurs de progression
- ➤ Amélioration de la concentration et diminution des pensées intrusives.

Notes pour personnaliser l'exercice
- ➤ Utilisez des objets différents pour varier l'expérience.

18. EXERCICE: TECHNIQUES DE RELÂCHEMENT MUSCULAIRE

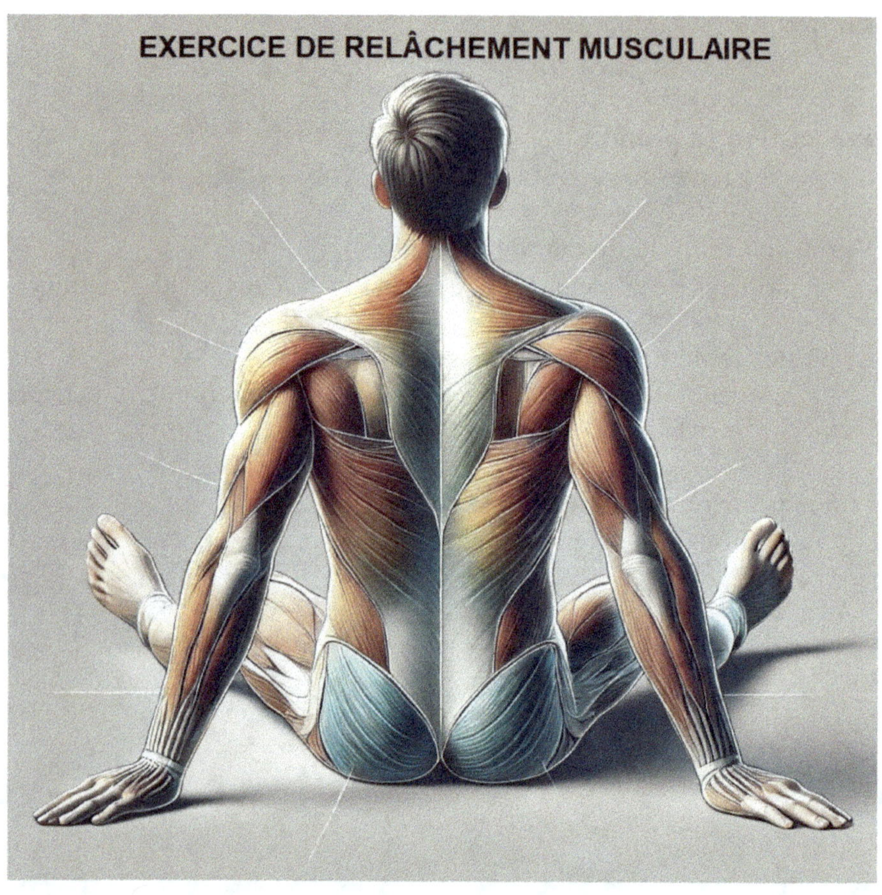

Image représentant une personne assise avec les principales zones musculaires mises en évidence.

Instructions pas à pas

1. Allongez-vous confortablement sur une surface plane.
2. Commencez par vos pieds: contractez les muscles pendant 5 secondes, puis relâchez.
3. Passez aux mollets, puis aux cuisses, et ainsi de suite jusqu'à la tête.
4. Prenez de profondes respirations entre chaque étape.

Durée recommandée
- ➤ 15 minutes.

Fréquence conseillée
- ➤ Une fois par jour.

Précautions à prendre
- ➤ Évitez de forcer les contractions musculaires si elles provoquent une douleur.

Variantes selon le niveau de douleur
- ➤ Réduisez l'intensité des contractions en cas de douleur aiguë.

Indicateurs de progression
- ➤ Sensation de légèreté dans les muscles après l'exercice.

Notes pour personnaliser l'exercice
- ➤ Concentrez-vous davantage sur les zones où vous ressentez le plus de tension.

19. EXERCICE: PRATIQUES DE RESPIRATION ÉNERGÉTIQUE

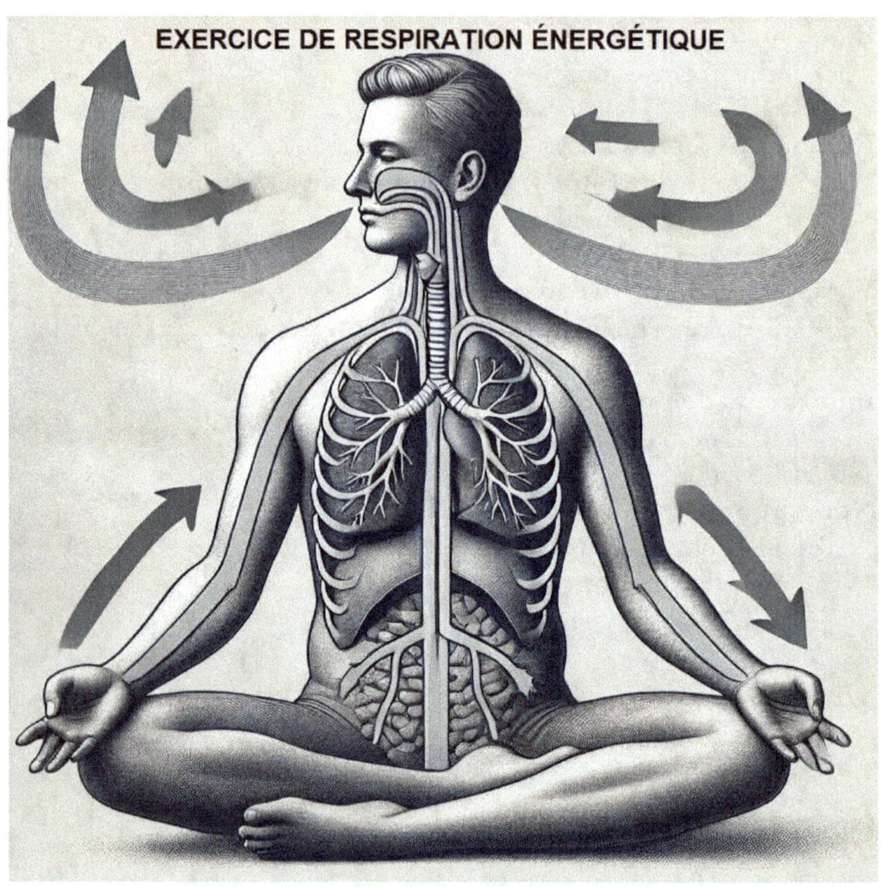

Les flèches indiquent le trajet de l'air inspirée et expirée, permettant de mieux comprendre les mécanismes de la respiration profonde et consciente.

Instructions pas à pas

1. Adoptez une position assise confortable avec le dos droit.
2. Inspirez profondément en visualisant l'air comme une énergie qui remplit votre corps.
3. Expirez lentement en imaginant l'air emportant les tensions.
4. Répétez ce cycle pendant 5 minutes.

Durée recommandée
- ➤ 5 minutes.

Fréquence conseillée
- ➤ Deux à trois fois par jour.

Précautions à prendre
- ➤ Si vous ressentez des vertiges, réduisez la profondeur des respirations.

Variantes selon le niveau de douleur
- ➤ Pratiquez allongé si la position assise est inconfortable.

Indicateurs de progression
- ➤ Réduction de la tension corporelle et amélioration de la respiration.

Notes pour personnaliser l'exercice
- ➤ Ajoutez une musique douce pour amplifier l'effet relaxant.

20. EXERCICE DE CENTRAGE MENTAL

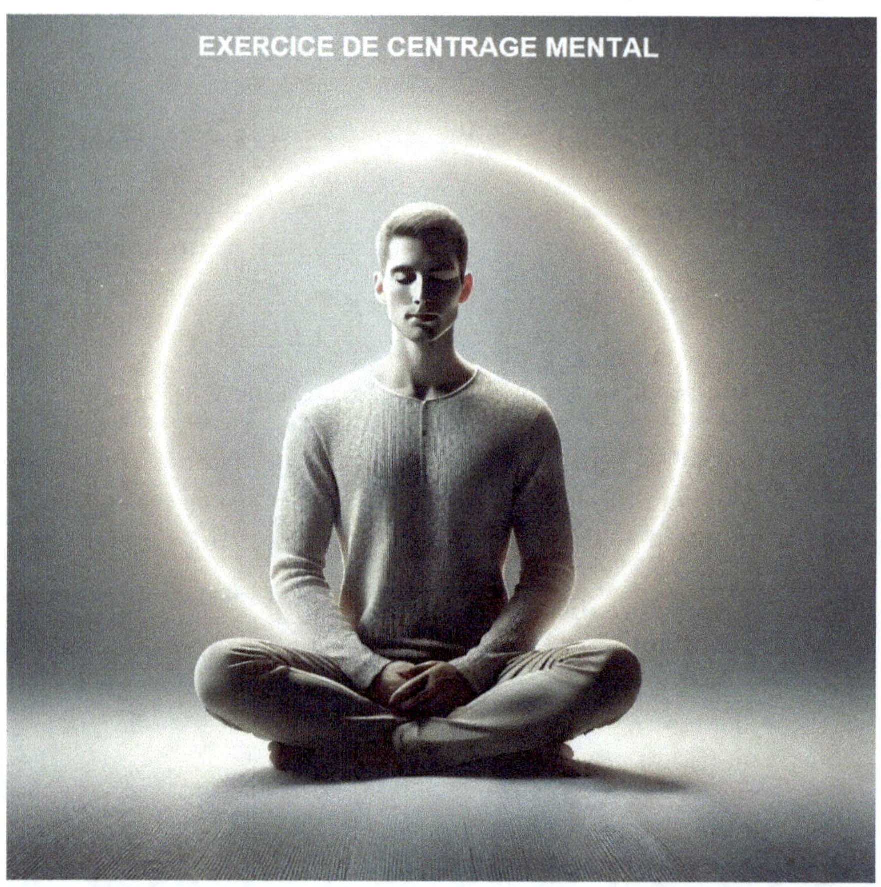

Cette image, simple et puissante, symbolise le moment présent, où l'esprit est centré et apaisé, comme en témoigne le cercle lumineux autour de la tête.

Instructions pas à pas

1. Asseyez-vous dans un endroit calme, les yeux fermés.
2. Concentrez-vous sur un mot positif, comme "paix" ou "force".
3. Répétez ce mot dans votre esprit, en synchronisation avec votre respiration.
4. Continuez cet exercice pendant 5 à 10 minutes.

Durée recommandée
- ➢ 5 à 10 minutes.

Fréquence conseillée
- ➢ Une fois par jour.

Précautions à prendre
- ➢ Évitez les distractions externes pendant l'exercice.

Variantes selon le niveau de douleur
- ➢ Utilisez des affirmations positives personnalisées en cas de douleur intense.

Indicateurs de progression
- ➢ Augmentation de la clarté mentale et diminution du stress.

Notes pour personnaliser l'exercice
- ➢ Intégrez des mots spécifiques qui vous motivent ou vous apaisent.

Vous voulez aller plus loin? Scannez le QR CODE ci-dessous pour télécharger du contenu bonus: astuces inédites, fiches pratiques et exercices ciblés. Ces ressources vous aideront à aller encore plus loin dans la gestion et la maîtrise de votre douleur chronique.

PARTIE 3: EXERCICES QUOTIDIENS ET ROUTINES

21. EXERCICE: ROUTINE MATINALE ANTI-DOULEUR

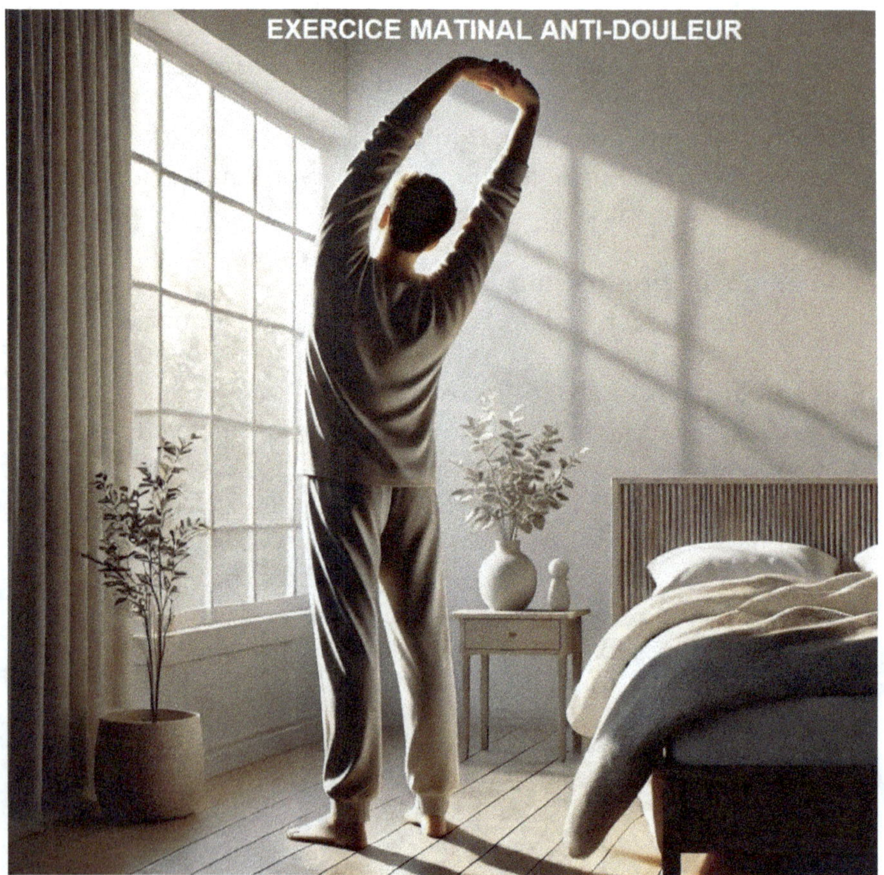

Cette illustration capture l'essence d'un éveil en douceur: les étirements matinaux, la lumière du jour et une ambiance paisible pour une journée plus sereine.

Instructions pas à pas:

1. Assis sur le lit, commencez par un étirement doux des bras vers le haut.

2. Faites des rotations lentes du cou dans les deux directions (5 fois de chaque côté).
3. Étirez vos jambes une à une, en fléchissant et en pointant les orteils (5 répétitions par jambe).
4. Debout, faites un étirement latéral en levant un bras et en penchant doucement sur le côté (3 fois de chaque côté).

Durée recommandée:
> ➤ 5 à 7 minutes.

Fréquence conseillée:
> ➤ Tous les matins.

Précautions à prendre:
> ➤ Évitez les mouvements brusques.
> ➤ Ne forcez pas si une zone est raide ou douloureuse.

Variantes selon le niveau de douleur:
> ➤ En cas de douleur intense, réalisez les mouvements en position assise uniquement.

Indicateurs de progression:
> ➤ Diminution de la raideur matinale.
> ➤ Amélioration de l'amplitude des mouvements.

Notes pour personnaliser l'exercice:
> ➤ Ajoutez vos mouvements préférés selon votre zone de tension principale.

22. EXERCICE ADAPTÉ AU TRAVAIL DE BUREAU

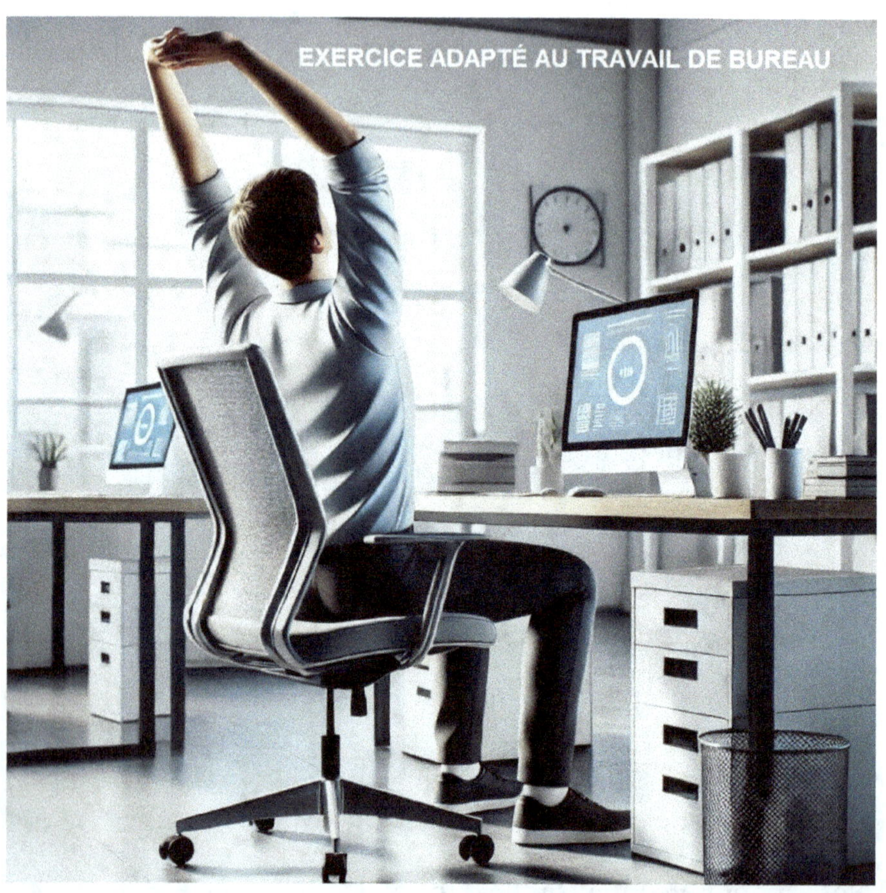

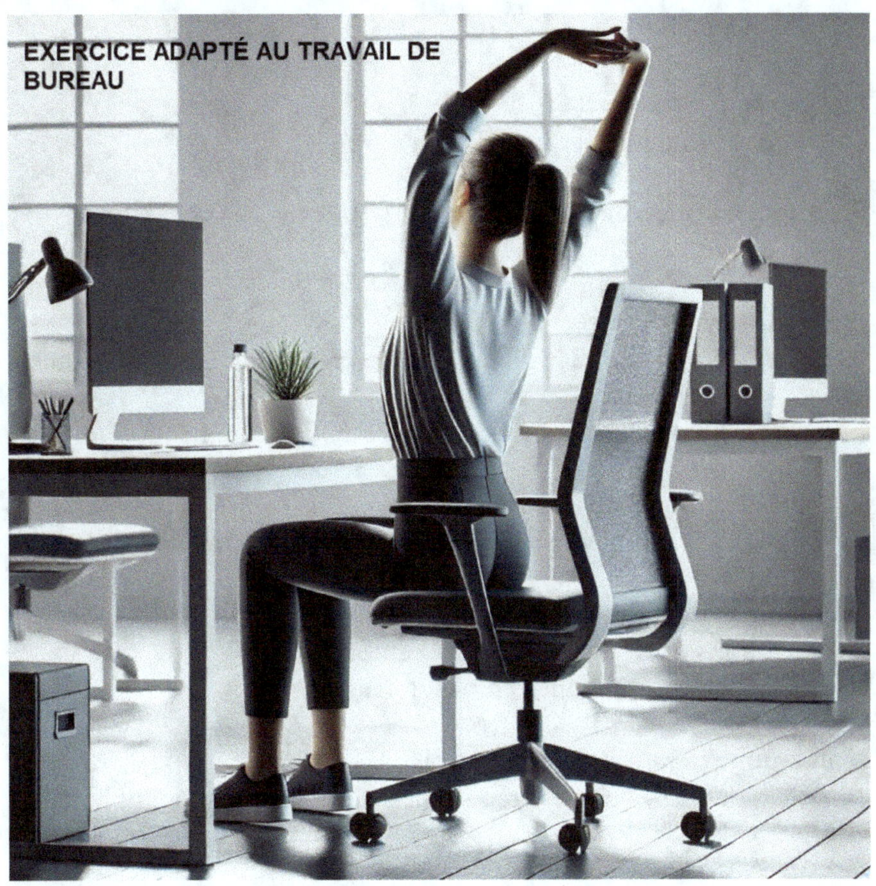

Ces deux images mettent en scène une courte pause active au bureau: quelques étirements doux, réalisés sur une chaise ergonomique, suffisent pour relâcher les tensions accumulées.

Instructions pas à pas:

1. Assis sur une chaise, réalisez des cercles avec les épaules (5 répétitions dans chaque sens).
2. Étirez vos bras vers l'avant et entrelacez vos doigts, paumes vers l'extérieur.
3. Faites des rotations de la cheville sous le bureau (10 cercles dans chaque sens pour chaque pied).
4. Tenez-vous debout et réalisez des flexions légères en avant pour étirer le bas du dos (3 répétitions).

Durée recommandée:
- ➢ 3 à 5 minutes par heure.

Fréquence conseillée:
- ➢ Toutes les heures.

Précautions à prendre:
- ➢ Assurez-vous d'avoir une chaise ergonomique pour soutenir votre posture.
- ➢ Ne bloquez pas les articulations lors des étirements.

Variantes selon le niveau de douleur:
- ➢ Utilisez un coussin de soutien lombaire si nécessaire.

Indicateurs de progression:
- ➢ Moins de douleurs cervicales et lombaires.
- ➢ Meilleure endurance en position assise.

Notes pour personnaliser l'exercice:
- ➢ Ajoutez des pauses fréquentes pour marcher si possible.

23. EXERCICE: MOUVEMENTS POUR LA CUISINE / TÂCHES MÉNAGÈRES

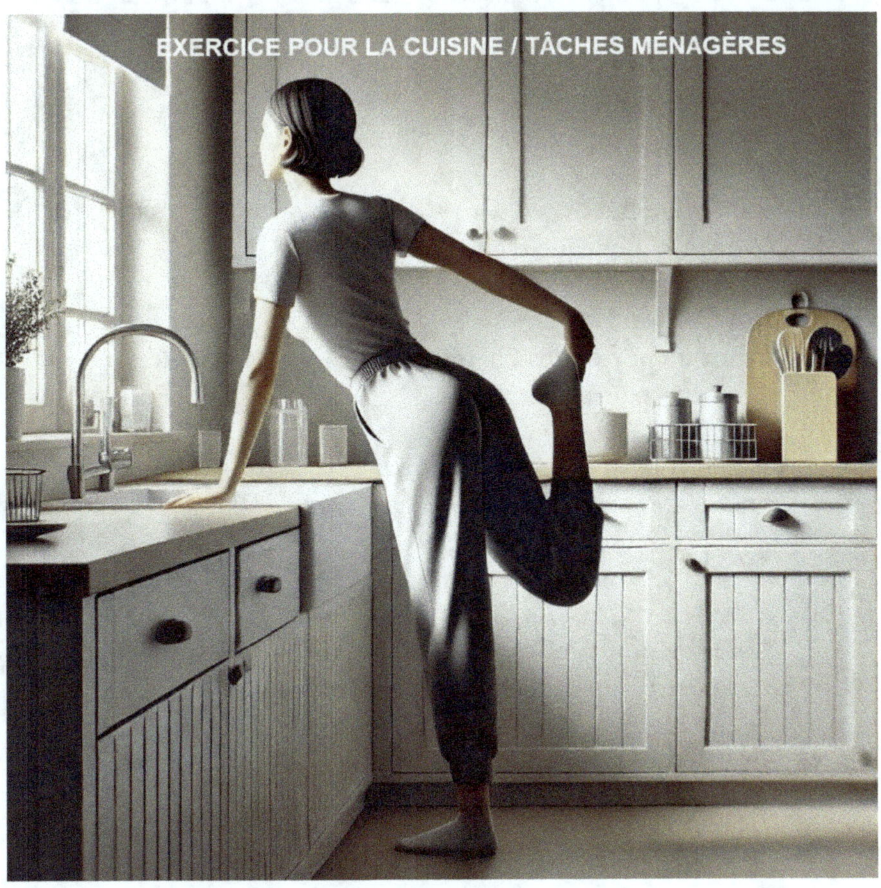

Cette illustration met en évidence que même pendant la vaisselle, il est possible de prendre soin de soi. Un simple étirement du dos suffit pour relâcher les tensions et se sentir mieux.

Instructions pas à pas:

1. Pendant la vaisselle, étirez vos mollets en alternant entre une jambe fléchie et une jambe tendue (5 fois par jambe).
2. Faites des cercles lents avec les poignets après avoir manipulé des ustensiles lourds (10 rotations dans chaque sens).

3. Si vous soulevez un objet, pliez toujours les genoux et gardez le dos droit.

4. Pour le nettoyage au sol, utilisez un manche long pour éviter de vous pencher trop bas.

Durée recommandée:
> ➢ Varie selon l'activité.

Fréquence conseillée:
> ➢ À intégrer à chaque tâche ménagère.

Précautions à prendre:
> ➢ Évitez de porter des charges lourdes sans assistance.
> ➢ Faites des pauses régulières.

Variantes selon le niveau de douleur:
> ➢ Utilisez des aides ergonomiques comme des manches rallongés ou des tabourets.

Indicateurs de progression:
> ➢ Moins de douleurs après les tâches ménagères.
> ➢ Meilleure posture pendant les activités.

Notes pour personnaliser l'exercice:
> ➢ Répartissez les tâches sur plusieurs jours si nécessaire.

24. EXERCICE TECHNIQUES POUR AMÉLIORER LE SOMMEIL

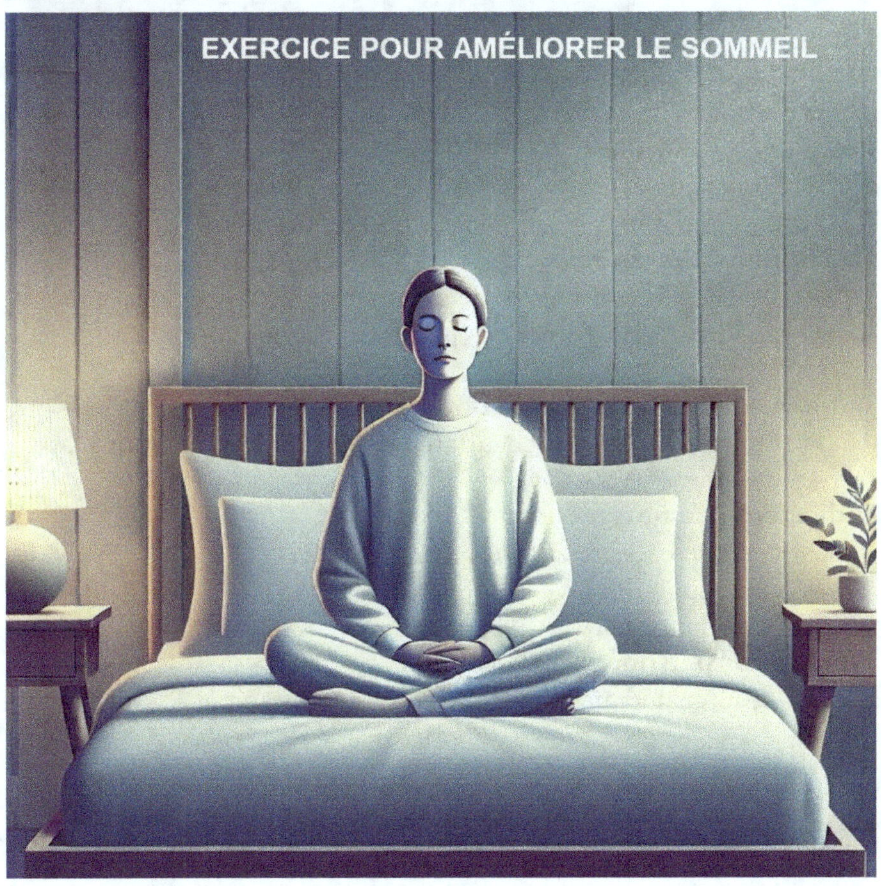

Cette visualisation invite à la relaxation profonde: une femme, assise sur son lit, utilise la respiration pour préparer son corps et son esprit au sommeil.

Instructions pas à pas:

1. Allongez-vous confortablement sur le lit.
2. Pratiquez la respiration diaphragmatique en inspirant profondément par le nez et en expirant lentement par la bouche (10 cycles).
3. Faites un body scan: concentrez-vous sur chaque partie du corps, de la tête aux pieds, en relâchant chaque muscle.

4. Adoptez une position de sommeil soutenant la colonne vertébrale (par exemple, un coussin sous les genoux si vous êtes sur le dos).

Durée recommandée:
> ➢ 10 à 15 minutes avant de dormir.

Fréquence conseillée:
> ➢ Tous les soirs.

Précautions à prendre:
> ➢ Évitez les écrans avant de commencer cette routine.
> ➢ Assurez-vous d'être dans une pièce calme et sombre.

Variantes selon le niveau de douleur:
> ➢ Utilisez un coussin chauffant si les muscles sont tendus.

Indicateurs de progression:
> ➢ Sommeil plus réparateur.
> ➢ Réduction des réveils nocturnes.

Notes pour personnaliser l'exercice:
> ➢ Ajoutez une musique douce si cela vous apaise.

25. EXERCICE DE TRANSITION ACTIVITÉ/REPOS

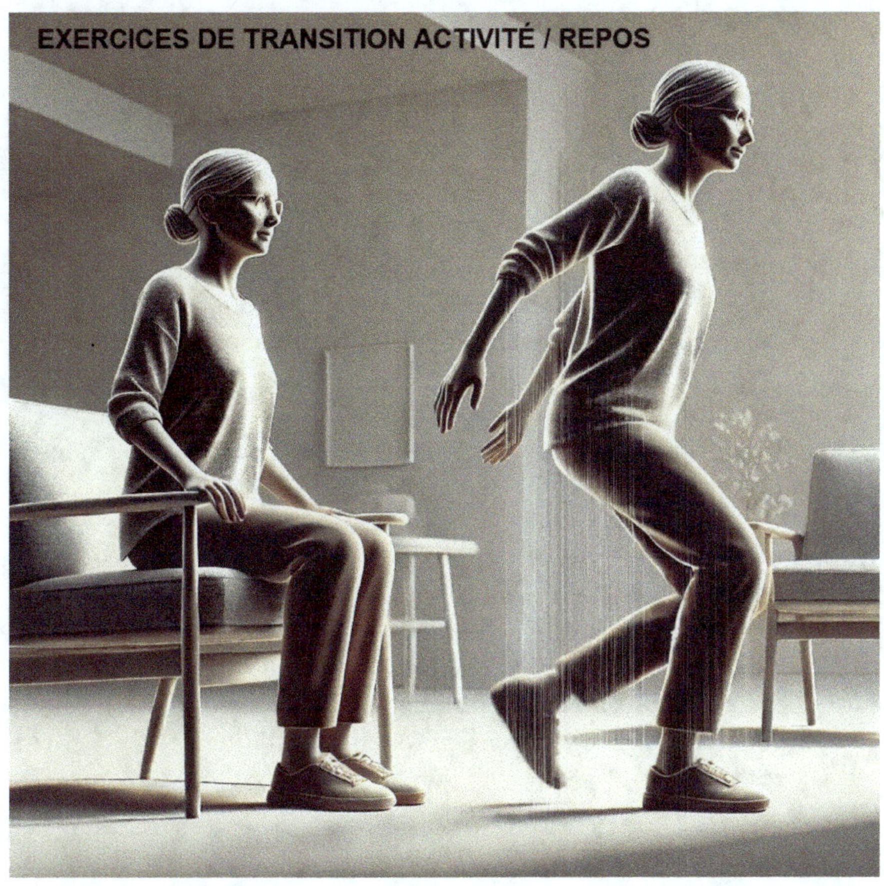

Cette illustration capture la fluidité d'une transition en douceur d'une position assise à debout, mettant en avant un mouvement contrôlé et élégant.

Instructions pas à pas:

1. Après une activité, asseyez-vous confortablement et faites des cercles avec les épaules (5 dans chaque sens).
2. Étirez les bras vers l'arrière tout en ouvrant la poitrine.
3. Allongez les jambes devant vous si vous êtes assis, et roulez doucement les chevilles (10 fois dans chaque sens).

4. Allongez-vous sur le dos pendant 2 minutes, en relâchant chaque muscle.

Durée recommandée:
- ➤ 5 à 10 minutes après une activité.

Fréquence conseillée:
- ➤ Après chaque activité physique prolongée.

Précautions à prendre:
- ➤ Ne vous allongez pas si cela aggrave vos douleurs.
- ➤ Adaptez les mouvements à votre niveau de confort.

Variantes selon le niveau de douleur:
- ➤ Remplacez les mouvements par des respirations profondes si nécessaire.

Indicateurs de progression:
- ➤ Moins de raideur après les activités.
- ➤ Transition plus fluide entre les phases actives et passives.

Notes pour personnaliser l'exercice:
- ➤ Ajustez selon vos besoins en fonction de l'intensité de l'activité réalisée.

26. EXERCICE: MOUVEMENTS POUR LES VOYAGES/TRANSPORTS

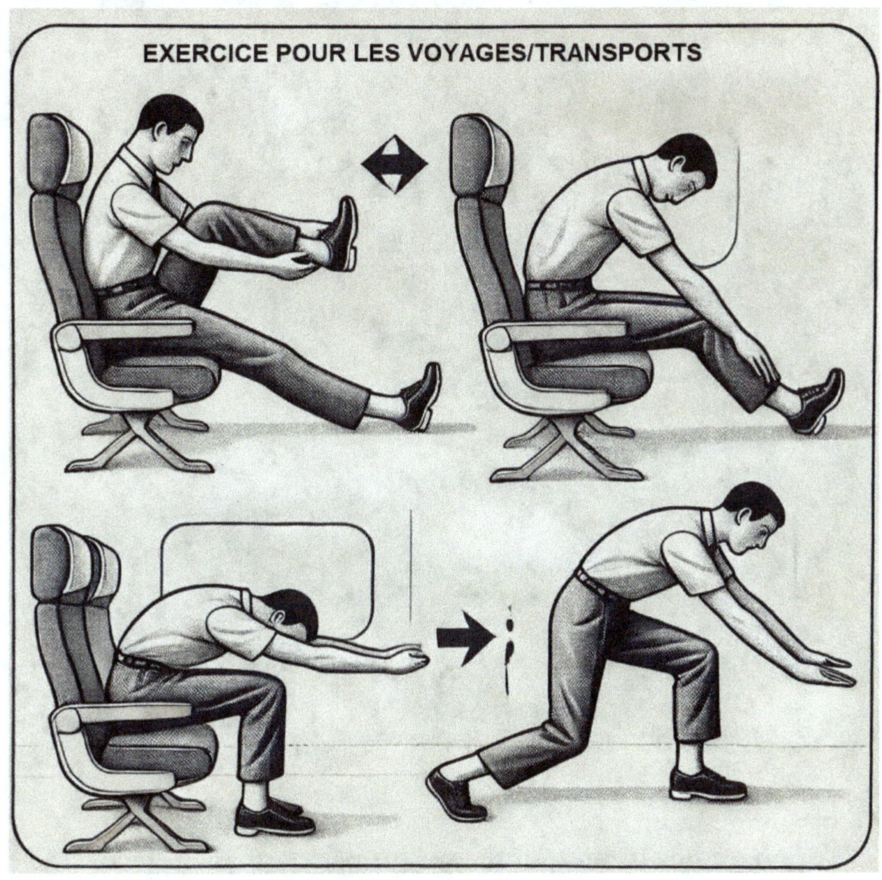

Ce visuel guide vous montre comment vous étirer facilement, même dans un espace restreint, grâce à des exercices ciblant les ischio-jambiers et le dos. Ce schéma propose des exercices d'étirement simples et efficaces à réaliser en voyage ou pendant les transports, pour soulager les tensions et améliorer la circulation.

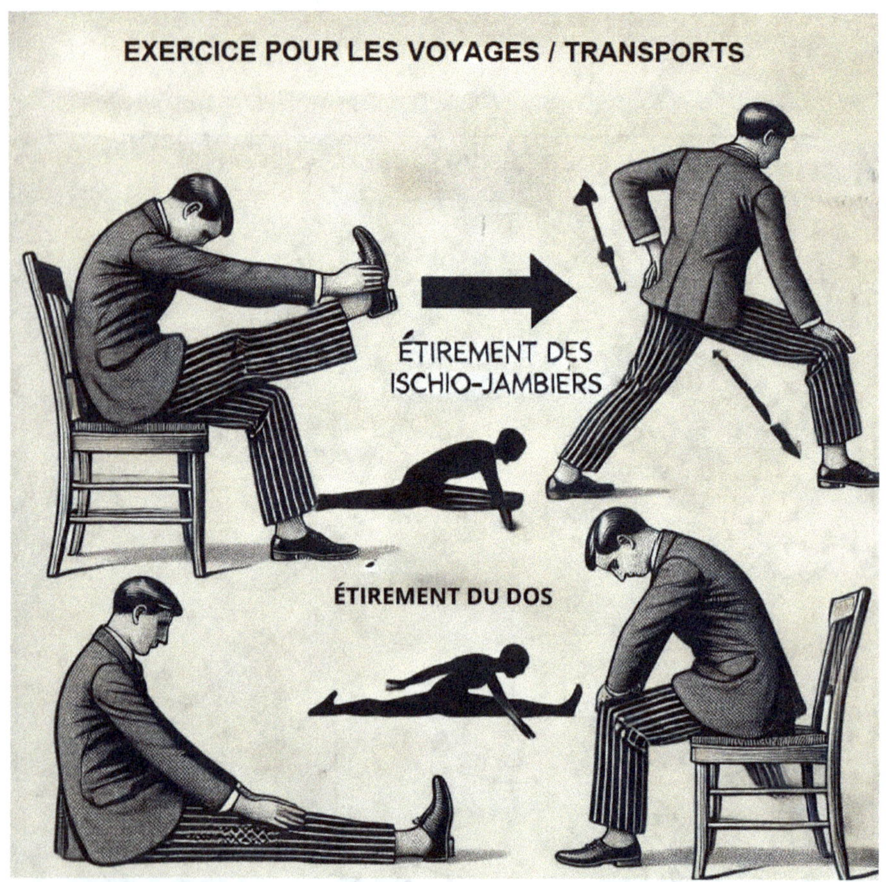

Cette image montre:
1. Étirement des ischio-jambiers: Une personne assise, tendant une jambe vers l'avant et se penchant vers ses orteils.
2. Étirement du dos: Une personne debout, se penchant légèrement en arrière avec les mains soutenant le bas du dos.

Instructions pas à pas:

1. Asseyez-vous confortablement sur votre siège.
2. Étendez une jambe à la fois et faites des rotations de la cheville.
3. Placez vos mains sur vos genoux, inspirez profondément et inclinez lentement votre torse vers l'avant.
4. Maintenez la position pendant 10 secondes avant de revenir à la position initiale.

Durée recommandée:
- ➤ 5 minutes toutes les heures de voyage.

Fréquence conseillée:
- ➤ À chaque pause ou toutes les heures.

Précautions à prendre:
- ➤ Évitez les mouvements brusques.
- ➤ Si vous ressentez une douleur accrue, arrêtez immédiatement.

Variantes selon le niveau de douleur:
- ➤ Si vous êtes debout, essayez des étirements légers des mollets.
- ➤ Pour les voyages longs, utilisez un coussin de soutien lombaire.

Indicateurs de progression:
- ➤ Réduction des sensations de raideur après les voyages.

Notes pour personnaliser l'exercice:
- ➤ Ajoutez des massages doux avec une balle de tennis pour les pieds.

27. EXERCICE: ROUTINES POUR LES ACTIVITÉS SOCIALES

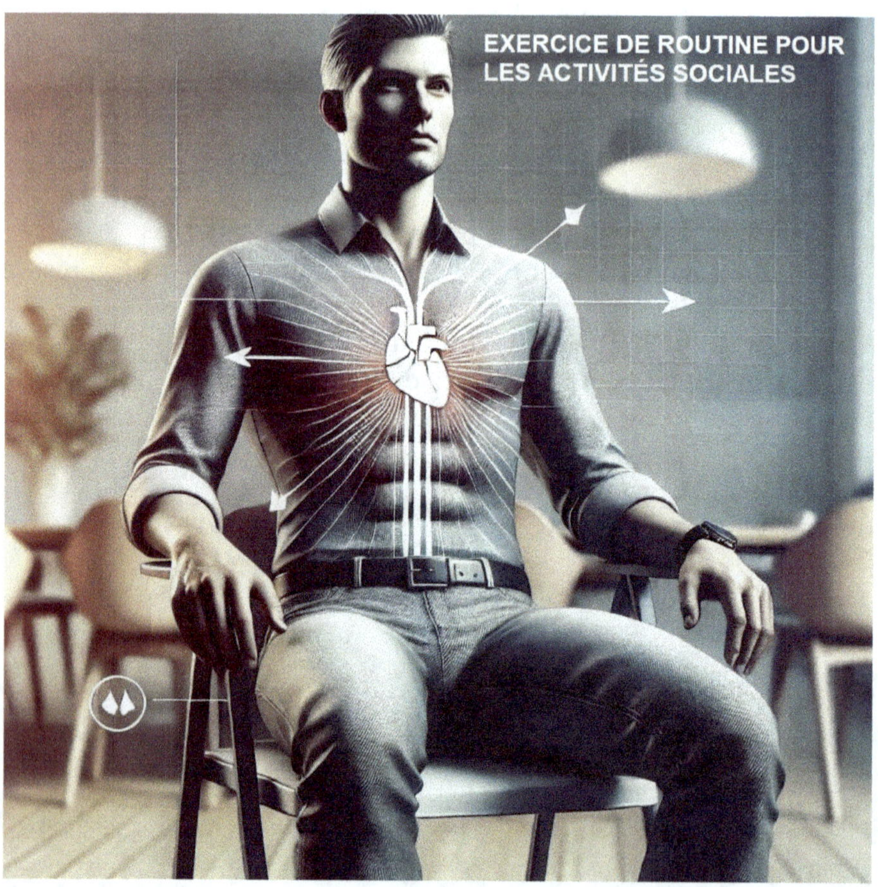

Cette image illustre comment intégrer la pleine conscience dans nos interactions sociales. En pratiquant des exercices de respiration simples, on peut se recentrer et mieux gérer le stress.

Instructions pas à pas:

1. Avant de sortir, effectuez 3 minutes de respiration profonde pour calmer votre esprit.
2. Pendant l'activité sociale, faites des rotations discrètes des épaules pour détendre les muscles.

3. Prenez des pauses régulières pour étirer doucement vos jambes et votre dos.

Durée recommandée:
> ➤ 10 minutes de préparation avant une activité sociale.

Fréquence conseillée:
À chaque interaction prolongée.

Précautions à prendre:
> ➤ Ne restez pas immobile trop longtemps.
> ➤ Hydratez-vous bien pour éviter la fatigue.

Variantes selon le niveau de douleur:
> ➤ Utilisez une chaise avec un bon soutien si vous êtes assis.
> ➤ Alternez les périodes debout et assise pour soulager la pression.

Indicateurs de progression:
> ➤ Augmentation de votre confort et réduction de la douleur pendant les interactions sociales.

Notes pour personnaliser l'exercice:
> ➤ Ajoutez des techniques de méditation pour améliorer votre endurance.

28. EXERCICE POUR LES LOISIRS / HOBBIES

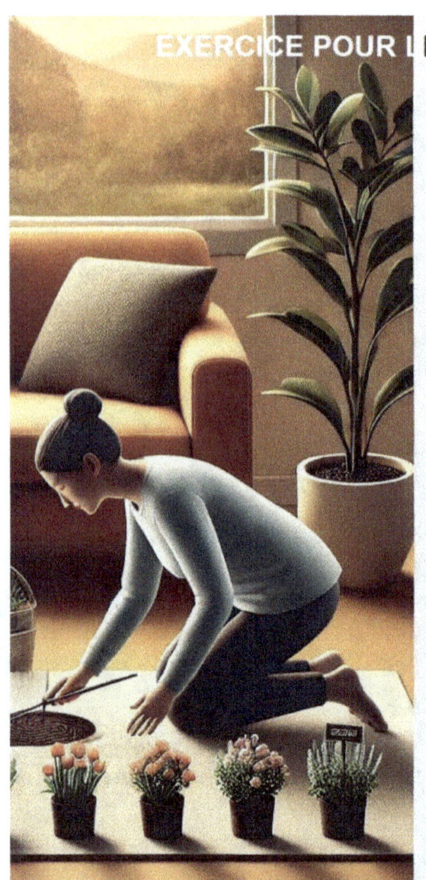
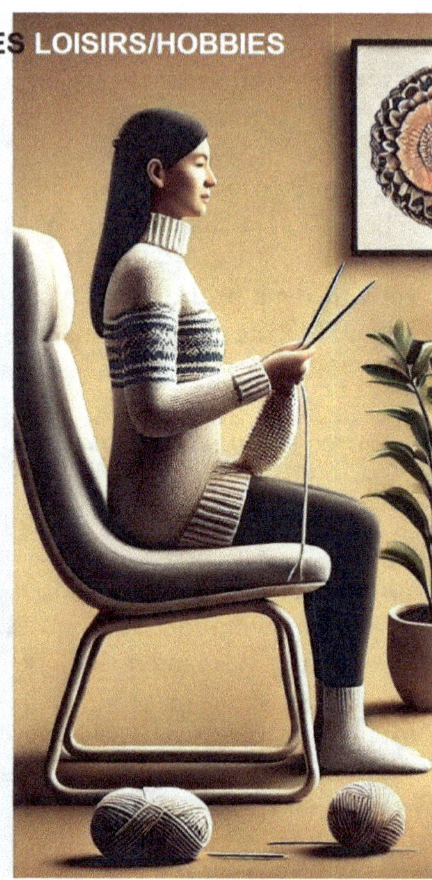

Cette image montre comment prendre soin de soi tout en s'adonnant à ses passions. Les postures proposées pour le jardinage et le tricot permettent d'éviter les douleurs et les tensions musculaires.

Instructions pas à pas:

1. Préparez votre espace pour minimiser les efforts inutiles.
2. Alternez les positions toutes les 15 minutes.
3. Faites des pauses actives en vous étirant ou en marchant.

Durée recommandée:
➤ 30 minutes d'activité suivies de 5 minutes de pause.

Fréquence conseillée:
- ➢ Quotidiennement ou selon votre emploi du temps.

Précautions à prendre:
- ➢ N'adoptez pas de positions inconfortables pendant de longues périodes.
- ➢ Ajustez vos outils ou équipements pour éviter de vous pencher excessivement.

Variantes selon le niveau de douleur:
- ➢ Divisez vos tâches en petites étapes.
- ➢ Utilisez des équipements ergonomiques adaptés.

Indicateurs de progression:
- ➢ Meilleure tolérance aux activités prolongées.

Notes pour personnaliser l'exercice:
- ➢ Intégrez des exercices de relaxation après chaque session de loisir.

29. EXERCICE: SÉQUENCES POUR LA GESTION DU STRESS

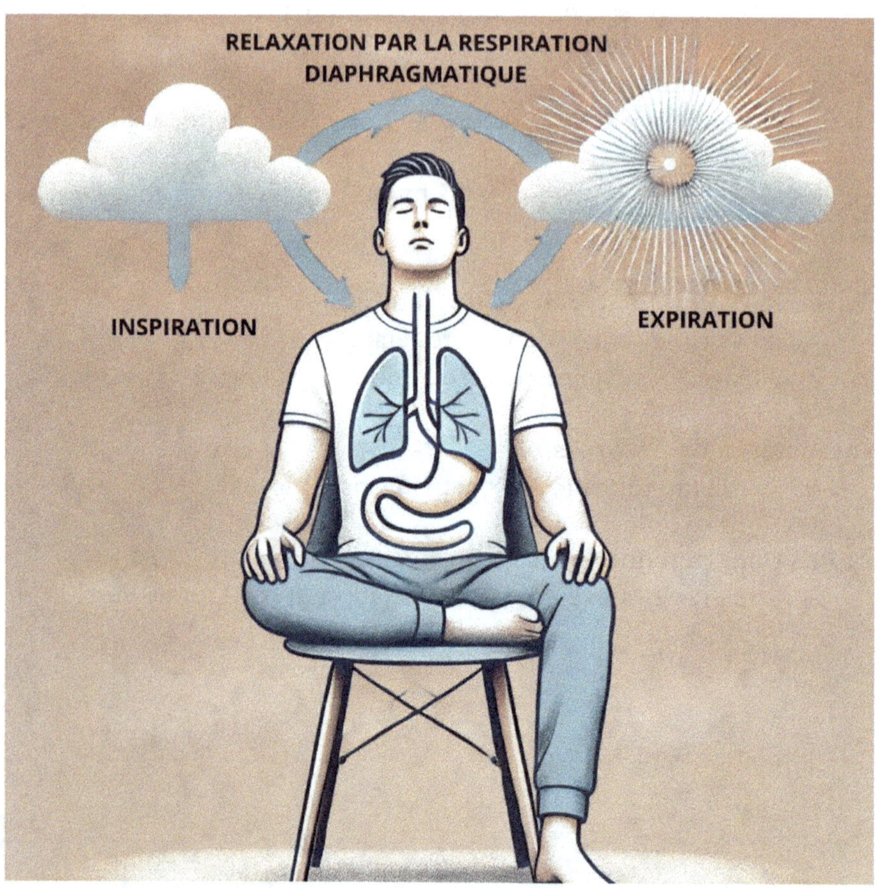

Ce schéma simple et efficace met en lumière la technique de respiration abdominale. Les flèches visualisent le mouvement du diaphragme, essentiel pour une relaxation profonde.

Instructions pas à pas:

1. Trouvez un endroit calme où vous pouvez vous asseoir confortablement.
2. Pratiquez la respiration carrée (inspiration 4 secondes, maintien 4 secondes, expiration 4 secondes, pause 4 secondes).

3. Ajoutez une visualisation positive, comme une scène de nature relaxante.

Durée recommandée:
> 5 à 10 minutes par session.

Fréquence conseillée:
> Deux à trois fois par jour, ou dès que vous ressentez du stress.

Précautions à prendre:
> Ne forcez pas la respiration.
> Restez dans une position confortable.

Variantes selon le niveau de douleur:
> Allongez-vous si rester assis est inconfortable.
> Combinez cette technique avec un massage léger.

Indicateurs de progression:
> Réduction de la tension musculaire et amélioration de votre humeur.

Notes pour personnaliser l'exercice:
> Associez cette routine à une musique apaisante pour maximiser les effets.

30. EXERCICE PRATIQUE POUR LA DÉTENTE DU SOIR

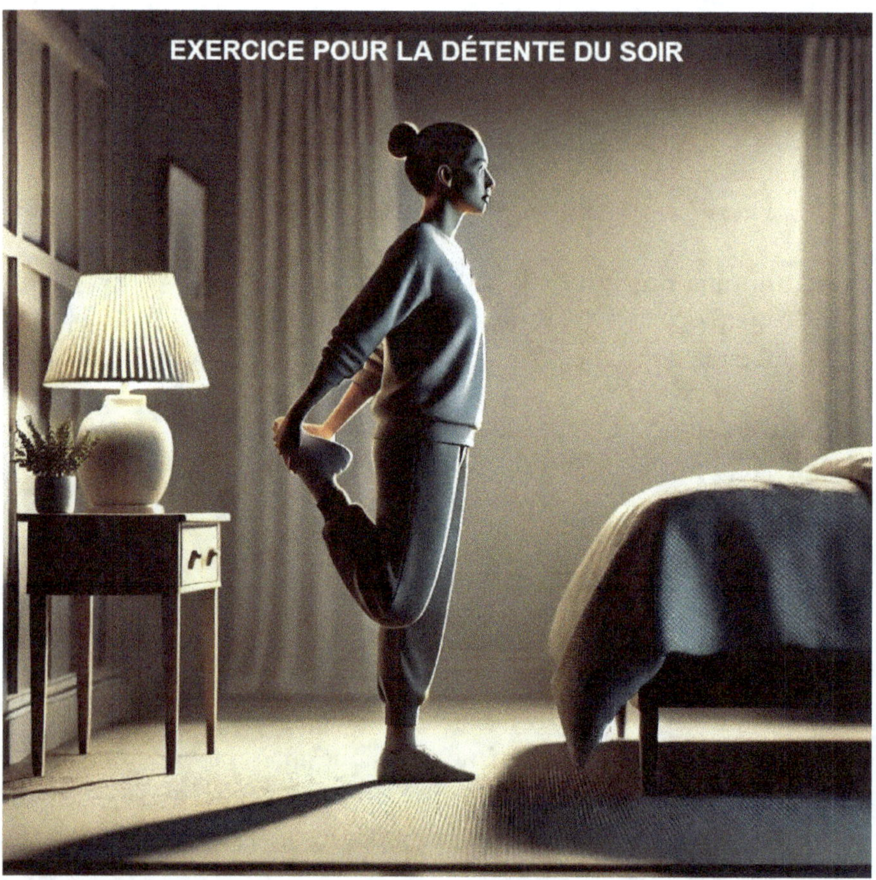

Cette image évoque un moment de détente avant le coucher. La femme, dans une posture d'étirement, se prépare à une nuit de sommeil réparateur.

Instructions pas à pas:

1. Faites un léger étirement du dos en position assise.
2. Allongez-vous sur le dos avec les jambes légèrement surélevées pour détendre les lombaires.
3. Pratiquez 5 minutes de respiration lente en fermant les yeux.

Durée recommandée:

➢ 10 à 15 minutes avant le coucher.

Fréquence conseillée:
➢ Tous les soirs.

Précautions à prendre:
➢ Ne forcez pas les étirements.
➢ Assurez-vous que votre lit ou votre tapis soit confortable.

Variantes selon le niveau de douleur:
➢ Utilisez un coussin chauffant pour relaxer les muscles avant l'exercice.
➢ Intégrez des postures simples de yoga comme l'enfant ou le papillon.

Indicateurs de progression:
➢ Sommeil plus profond et diminution des tensions.

Notes pour personnaliser l'exercice:
➢ Adaptez les positions selon votre niveau de confort et utilisez des huiles essentielles relaxantes pour améliorer l'effet apaisant.

PARTIE 4: EXERCICES D'ACCOMPAGNEMENT PSYCHO-ÉMOTIONNEL

EXERCICE 31: JOURNAL DE LA DOULEUR ET DES ÉMOTIONS

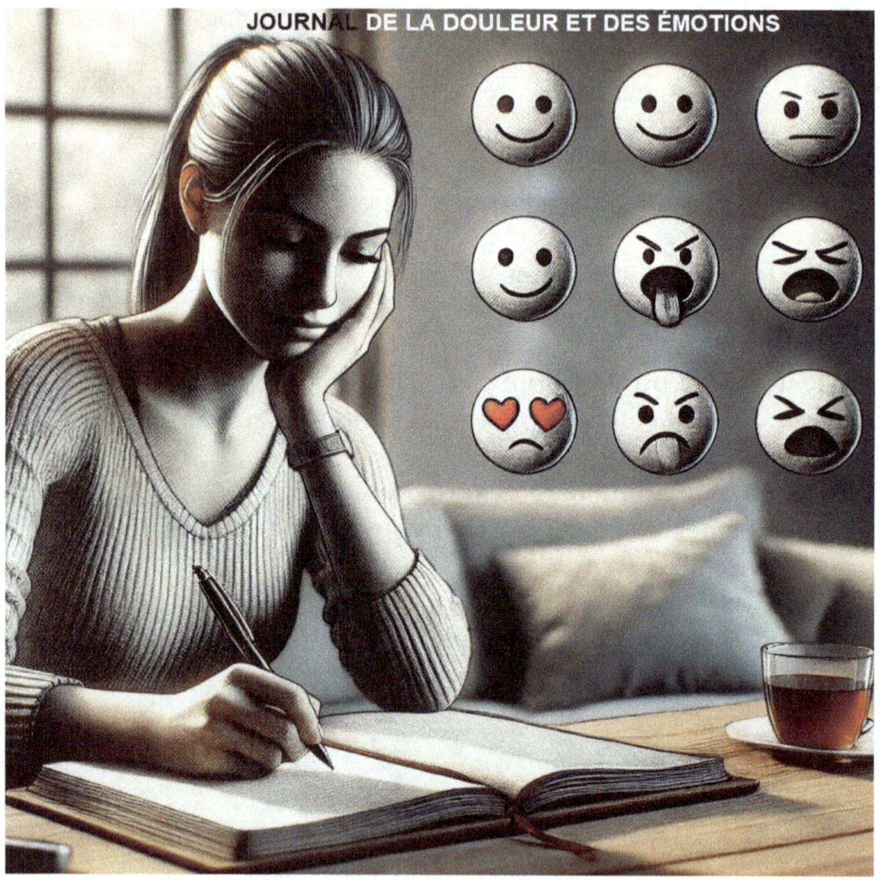

L'association entre l'écriture et les émojis offre une manière ludique et créative de tenir un journal, favorisant la réflexion et la prise de conscience de soi.

Instructions pas à pas

1. Choisissez un carnet dédié ou utilisez une application de journal
2. Chaque jour, notez:

Le niveau de douleur (échelle de 1 à 10)
La localisation de la douleur
Les émotions ressenties
Les événements marquants de la journée
3. Identifiez les liens entre émotions et douleur
4. Notez les stratégies qui ont fonctionné

Durée recommandée
- ➢ 10-15 minutes par jour

Fréquence conseillée
- ➢ 1 fois par jour, idéalement le soir
- ➢ Révision hebdomadaire des tendances

Précautions
- ➢ Ne pas se focaliser uniquement sur les aspects négatifs
- ➢ Éviter de tenir le journal lors des pics de douleur intense
- ➢ Ne pas forcer l'écriture si cela génère du stress

Variantes selon le niveau de douleur
- ➢ **Niveau léger:** Journal détaillé avec analyse approfondie
- ➢ **Niveau modéré:** Notes brèves avec mots-clés
- ➢ **Niveau intense:** Utilisation d'échelles et d'émoticônes simples

Indicateurs de progression
- ➢ Identification de patterns douleur-émotions
- ➢ Meilleure conscience des déclencheurs
- ➢ Découverte de stratégies efficaces
- ➢ Évolution positive des émotions notées

Notes pour personnaliser
- ➢ Adaptez le format selon vos préférences (papier/numérique)
- ➢ Ajoutez des catégories personnalisées
- ➢ Utilisez un code couleur personnalisé
- ➢ Intégrez des photos ou des dessins si souhaité

EXERCICE 32: EXERCICES D'EXPRESSION CRÉATIVE

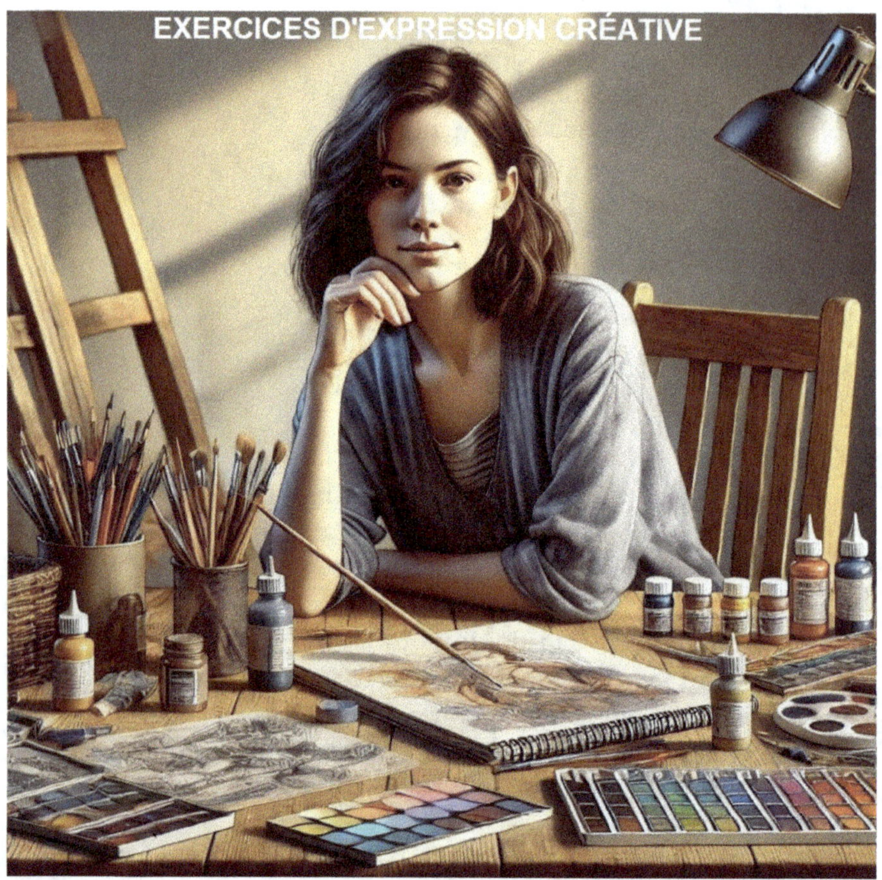

Cette illustration capture l'essence même de la création : une femme, entourée de ses outils de dessin et d'écriture, prête à donner vie à ses idées.

Instructions pas à pas
1. Préparation:
- ➢ Installez-vous dans un endroit calme
- ➢ Rassemblez le matériel créatif
- ➢ Respirez profondément

2. Expression par le dessin:
- ➢ Dessinez la forme de votre douleur
- ➢ Utilisez les couleurs selon vos ressentis

➢ Ajoutez des symboles personnels

3. Expression par l'écriture:
  ➢ Décrivez vos sensations
  ➢ Écrivez une lettre à votre douleur
  ➢ Composez un poème ou un texte libre

Durée recommandée
  ➢ 20-30 minutes par session

Fréquence conseillée
  ➢ 2-3 fois par semaine
  ➢ Plus si besoin d'expression

Précautions
  ➢ Ne pas se juger sur la qualité artistique
  ➢ Arrêter si l'exercice génère de l'anxiété
  ➢ Conserver un aspect ludique

Variantes selon le niveau de douleur
  ➢ **Niveau léger:** Projets créatifs élaborés
  ➢ **Niveau modéré:** Expressions simples
  ➢ **Niveau intense:** Gribouillages ou mots simples

Indicateurs de progression
  ➢ Facilité accrue à exprimer les ressentis
  ➢ Diminution de la charge émotionnelle
  ➢ Évolution des représentations de la douleur
  ➢ Développement du vocabulaire émotionnel

Notes pour personnaliser
  ➢ Choisissez votre médium préféré
  ➢ Créez votre propre symbolique
  ➢ Variez les techniques d'expression
  ➢ Constituez un portfolio d'évolution

EXERCICE 33: TECHNIQUE D'AUTO-COMPASSION GUIDÉE

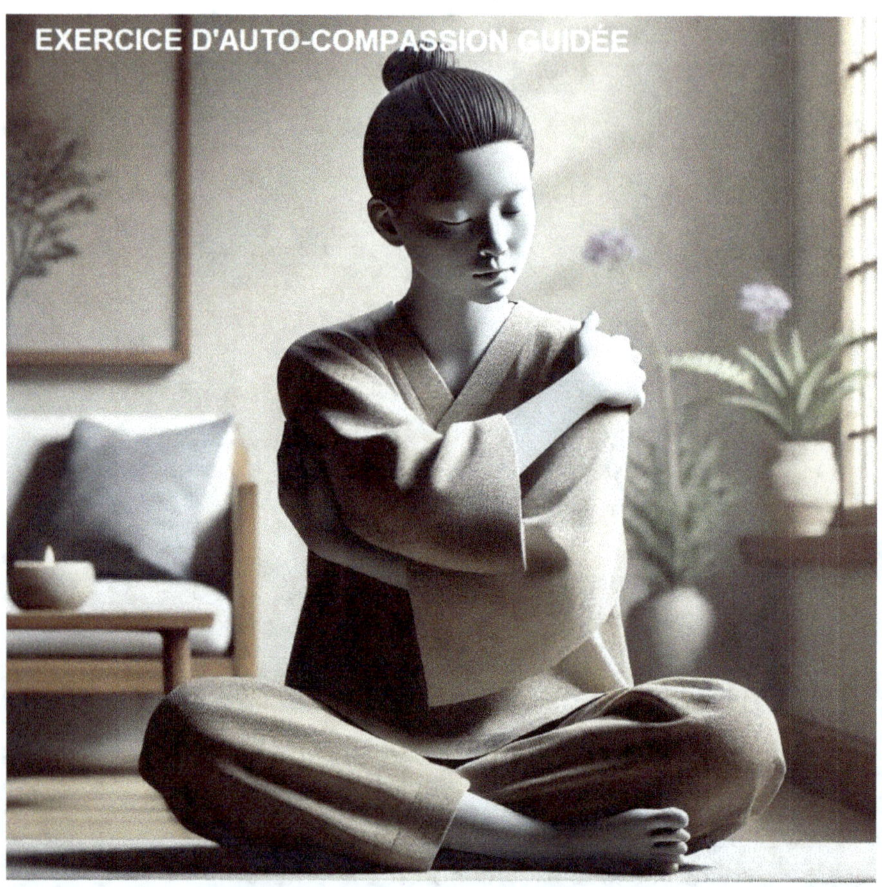

Ce visuel accompagne l'exercice proposé en offrant une représentation concrète de ce qu'est l'auto-compassion : un moment de tendresse envers soi.

Instructions pas à pas
1. Installation:
- ➤ Position confortable assise ou allongée
- ➤ Main sur le cœur si possible

2. Pratique de bienveillance:
- ➤ Reconnaissez votre souffrance
- ➤ Répétez des phrases d'auto-compassion

➢ Envoyez-vous mentalement du réconfort

3. Exercice du miroir:

➢ Regardez-vous avec bienveillance
➢ Adressez-vous des paroles douces
➢ Acceptez vos émotions

Durée recommandée

➢ 15-20 minutes par session

Fréquence conseillée

➢ Quotidienne
➢ Plus fréquemment en période difficile

Précautions

➢ Ne pas forcer les émotions
➢ Respecter son rythme d'acceptation
➢ Éviter l'auto-jugement

Variantes selon le niveau de douleur

➢ Niveau léger: Méditation complète
➢ Niveau modéré: Version courte focalisée
➢ Niveau intense: Phrases simples de réconfort

Indicateurs de progression

➢ Diminution de l'auto-critique
➢ Meilleure acceptation de la situation
➢ Plus grande facilité à s'auto-réconforter
➢ Réduction du stress émotionnel

Notes pour personnaliser

➢ Créez vos propres phrases de compassion
➢ Adaptez la durée selon votre état
➢ Intégrez des gestes réconfortants personnels
➢ Enregistrez vos guidances préférées

EXERCICE 34: PRATIQUES DE RÉSILIENCE ÉMOTIONNELLE

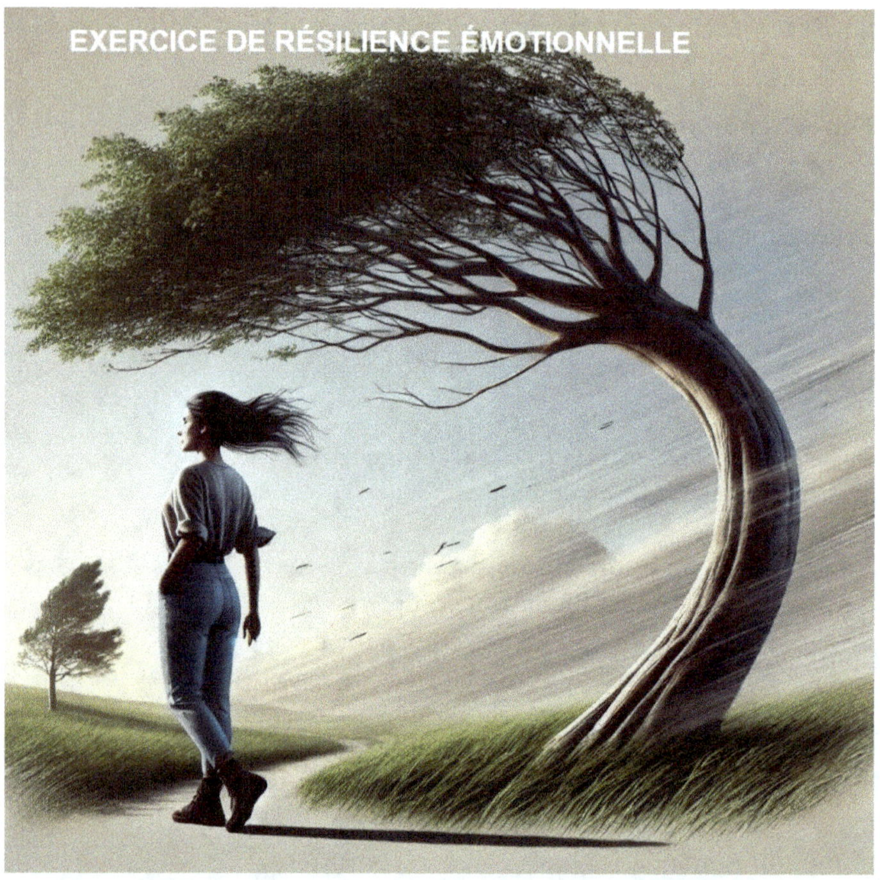

L'image d'une femme debout, imperturbable, face à un arbre résistant au vent, est une métaphore puissante de la résilience humaine.

Instructions pas à pas

1. Identification des ressources:
- ➢ Listez vos forces personnelles
- ➢ Notez vos succès passés
- ➢ Identifiez votre réseau de soutien

2. Construction de la résilience:
- ➢ Développez des affirmations positives

> ➢ Créez un plan de coping
> ➢ Établissez des objectifs réalistes

3. Pratique quotidienne:
> ➢ Revisitez vos ressources
> ➢ Célébrez les petites victoires
> ➢ Adaptez vos stratégies

Durée recommandée
> ➢ 20 minutes par session

Fréquence conseillée
> ➢ 3 fois par semaine
> ➢ Révision mensuelle du plan

Précautions
> ➢ Ne pas se comparer aux autres
> ➢ Éviter les objectifs irréalistes
> ➢ Accepter les moments de vulnérabilité

Variantes selon le niveau de douleur
> ➢ **Niveau léger:** Travail approfondi sur les ressources
> ➢ **Niveau modéré:** Focus sur 1-2 stratégies
> ➢ **Niveau intense:** Micro-actions de résilience

Indicateurs de progression
> ➢ Meilleure capacité à rebondir
> ➢ Réduction du temps de récupération
> ➢ Développement de nouvelles stratégies
> ➢ Renforcement de l'estime de soi

Notes pour personnaliser
> ➢ Adaptez les stratégies à votre contexte
> ➢ Créez votre boîte à outils personnelle
> ➢ Intégrez des rituels significatifs
> ➢ Documentez votre parcours

EXERCICE 35: EXERCICE DE RECONNEXION SOCIALE

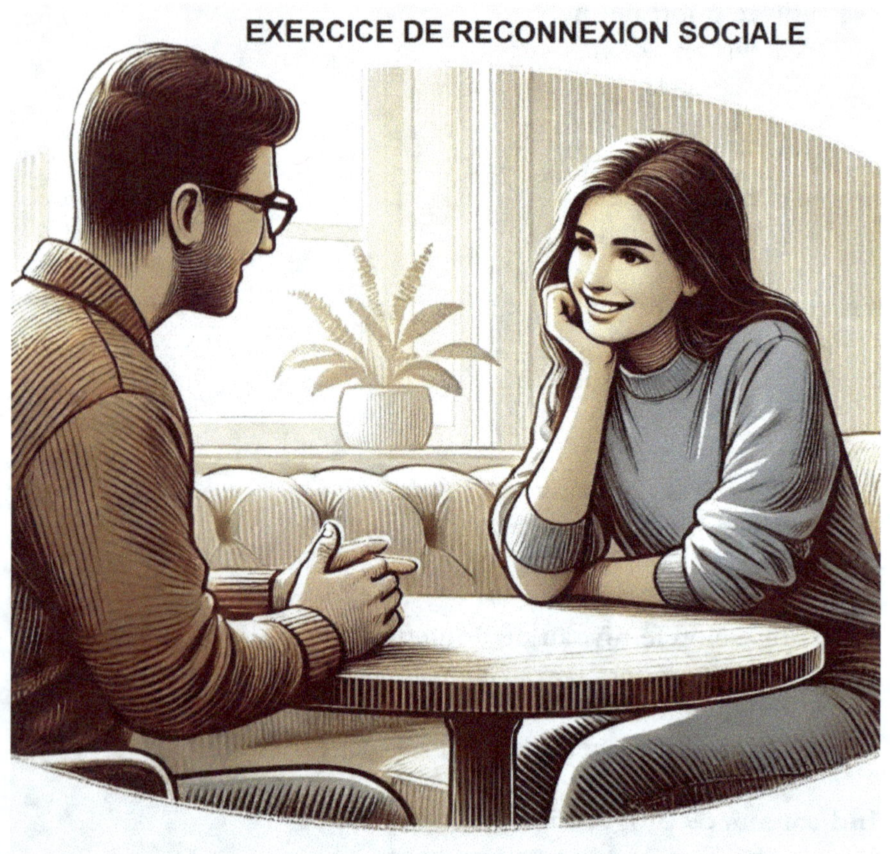

Ce visuel accompagne les exercices pratiques, offrant une représentation concrète de ce qu'est une véritable connexion sociale : un échange authentique et bienveillant.

Instructions pas à pas

1. Évaluation sociale:
- ➢ Cartographiez votre réseau social
- ➢ Identifiez les relations ressources
- ➢ Notez les occasions de connexion

2. Plan de reconnexion:
- ➢ Fixez des objectifs de contact

➤ Planifiez des activités adaptées
➤ Préparez votre communication

3. Mise en pratique:
➤ Initiez des contacts graduels
➤ Participez à des activités sociales
➤ Exprimez vos besoins

Durée recommandée
➤ Variable selon l'activité
➤ Minimum 30 minutes par interaction

Fréquence conseillée
➤ 2-3 interactions sociales par semaine
➤ Ajustement selon l'énergie disponible

Précautions
➤ Respecter ses limites énergétiques
➤ Éviter les situations stressantes
➤ Communiquer clairement ses besoins

Variantes selon le niveau de douleur
➤ **Niveau léger:** Activités sociales complètes
➤ **Niveau modéré:** Interactions courtes
➤ **Niveau intense:** Contacts virtuels ou messages

Indicateurs de progression
➤ Augmentation des interactions positives
➤ Amélioration de la qualité des relations
➤ Développement du soutien social
➤ Plus grande aisance à communiquer

Notes pour personnaliser
➤ Choisissez des activités adaptées
➤ Définissez vos limites personnelles
➤ Créez des scripts de communication
➤ Adaptez le rythme social à votre énergie

EXERCICE 36: RITUELS DE GRATITUDE QUOTIDIENNE

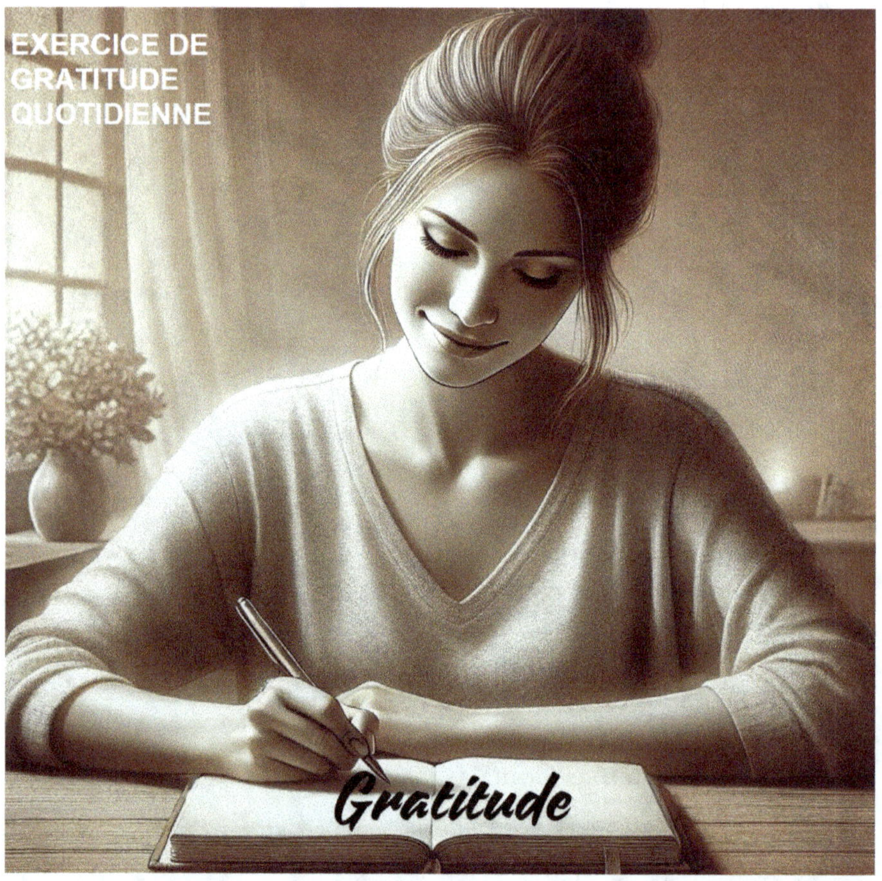

L'image capture l'instant précis où la gratitude se transforme en écriture, créant ainsi un espace de positivité et de bien-être.

Instructions pas à pas

1. Préparation du rituel:
- Choisissez un moment calme de la journée
- Créez un environnement apaisant
- Prenez trois respirations profondes

2. Pratique de gratitude:
- Identifiez 3 éléments positifs de la journée

- ➤ Notez une capacité physique préservée
- ➤ Reconnaissez un soutien reçu

3. Ancrage de la gratitude:
- ➤ Ressentez l'émotion de reconnaissance
- ➤ Visualisez ces moments positifs
- ➤ Exprimez votre gratitude (écrit/mental)

Durée recommandée
- ➤ 5-10 minutes par session

Fréquence conseillée
- ➤ Quotidienne, idéalement le soir
- ➤ Possible aussi le matin pour orienter la journée

Précautions
- ➤ Ne pas se forcer si journée très difficile
- ➤ Éviter l'comparaison avec le passé
- ➤ Accepter les jours avec moins d'éléments

Variantes selon le niveau de douleur
- ➤ **Niveau léger:** Liste détaillée de gratitude
- ➤ **Niveau modéré:** 3 éléments simples
- ➤ **Niveau intense:** Un seul élément de gratitude

Indicateurs de progression
- ➤ Facilité à identifier les aspects positifs
- ➤ Amélioration de l'humeur générale
- ➤ Diminution du focus sur la douleur
- ➤ Plus grande appréciation du quotidien

Notes pour personnaliser
- ➤ Créez votre propre carnet décoré
- ➤ Ajoutez des photos des moments de gratitude
- ➤ Partagez avec des proches si souhaité
- ➤ Adaptez le format (écrit/audio/mental)

EXERCICE 37: TECHNIQUE DE RECADRAGE MENTAL

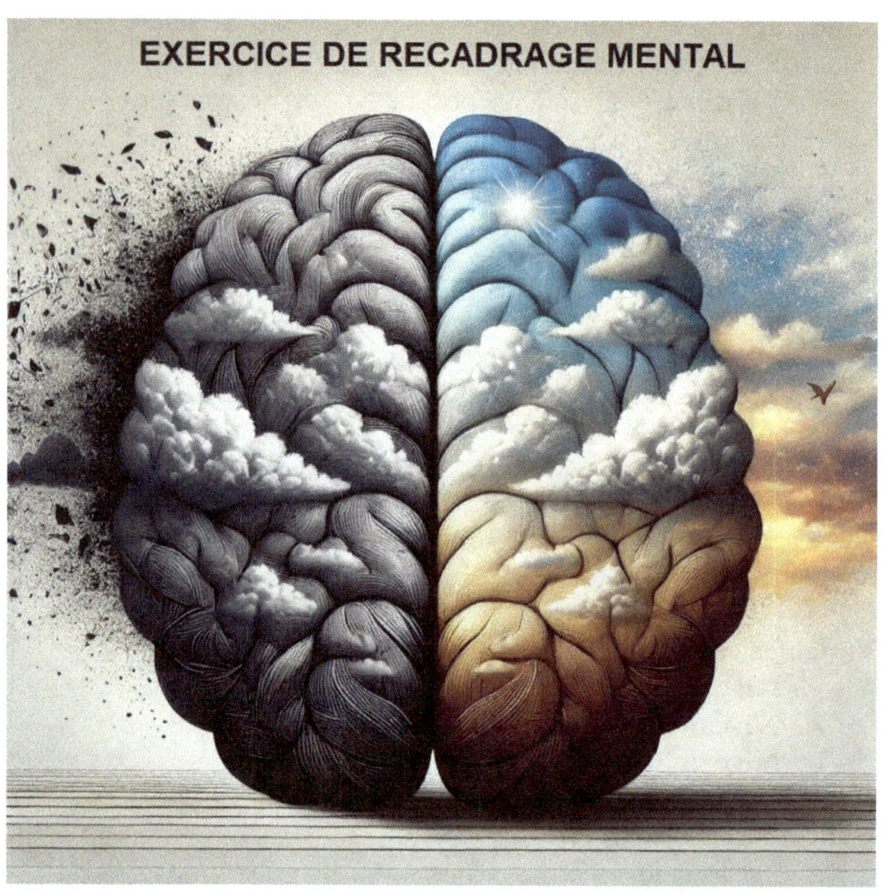

Le contraste entre le ciel clair et les nuages sombres dans cette illustration symbolise de manière saisissante les deux facettes d'une même réalité, et met en évidence l'importance de cultiver une perspective positive.

Instructions pas à pas

1. Identification de la situation:
- ➢ Décrivez la situation problématique
- ➢ Notez vos pensées actuelles
- ➢ Identifiez les émotions associées

2. Analyse des perspectives:

➢ Cherchez d'autres points de vue
➢ Trouvez des aspects constructifs
➢ Identifiez les opportunités d'apprentissage

3. Reconstruction positive:
➢ Formulez une nouvelle perspective
➢ Validez sa pertinence
➢ Intégrez cette nouvelle vision

Durée recommandée
➢ 15-20 minutes par situation

Fréquence conseillée
➢ 3-4 fois par semaine
➢ À chaque pensée limitante identifiée

Précautions
➢ Ne pas nier les émotions négatives
➢ Éviter le positivisme toxique
➢ Rester réaliste dans le recadrage

Variantes selon le niveau de douleur
➢ **Niveau léger:** Recadrage approfondi
➢ **Niveau modéré:** Focus sur un aspect
➢ **Niveau intense:** Mini-recadrages simples

Indicateurs de progression
➢ Plus grande flexibilité mentale
➢ Réduction des pensées limitantes
➢ Meilleures stratégies d'adaptation
➢ Vision plus équilibrée des situations

Notes pour personnaliser
➢ Créez votre liste de questions de recadrage
➢ Utilisez des métaphores personnelles
➢ Adaptez le processus à votre rythme
➢ Intégrez des supports visuels si aidant

EXERCICE 38: EXERCICE DE GESTION DES PENSÉES NÉGATIVES

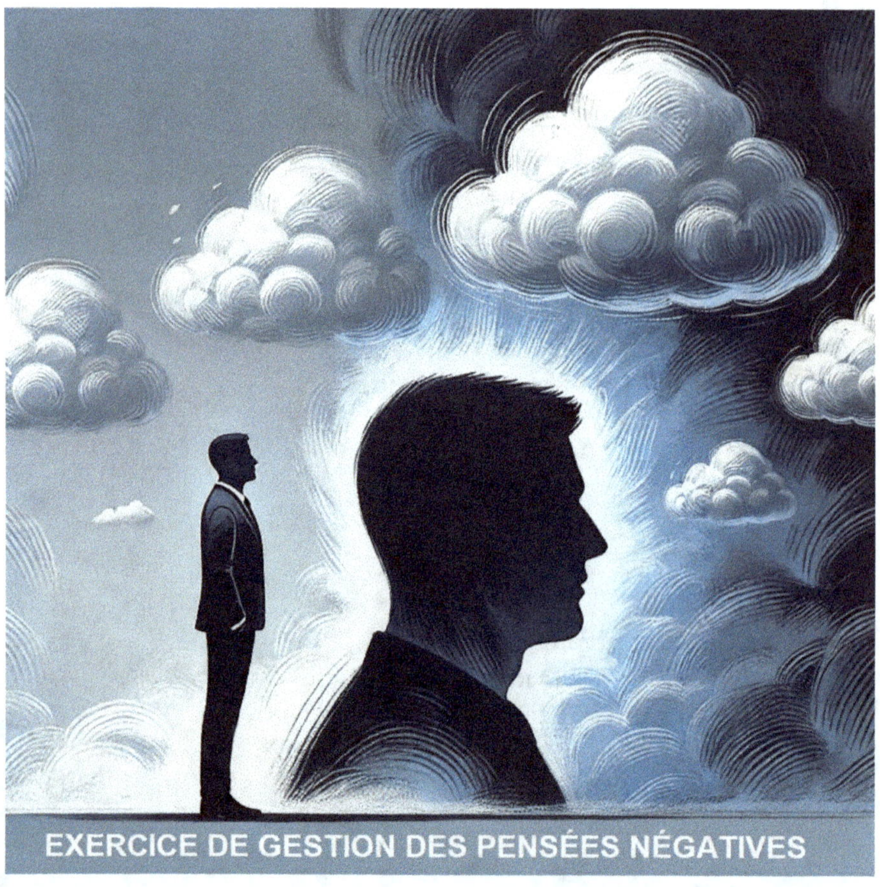

Cette illustration symbolise la maîtrise de ses pensées. En transformant les nuages sombres en un ciel clair, l'homme démontre la possibilité de surmonter les pensées négatives.

Instructions pas à pas

1. Observation des pensées:
- ➢ Identifiez la pensée négative
- ➢ Notez son intensité (1-10)
- ➢ Observez les sensations physiques

2. Analyse objective:

> ➤ Questionnez la réalité de la pensée
> ➤ Cherchez des preuves pour/contre
> ➤ Évaluez son utilité

3. Transformation:
> ➤ Créez une pensée alternative réaliste
> ➤ Testez son impact émotionnel
> ➤ Ancrez la nouvelle pensée

Durée recommandée
> ➤ 10-15 minutes par exercice

Fréquence conseillée
> ➤ Quotidienne pour les pensées récurrentes
> ➤ Dès qu'une pensée négative survient

Précautions
> ➤ Ne pas supprimer les émotions
> ➤ Éviter l'auto-jugement
> ➤ Accepter le processus graduel

Variantes selon le niveau de douleur
> ➤ **Niveau léger:** Analyse complète
> ➤ **Niveau modéré:** Questionnement simple
> ➤ **Niveau intense:** Technique de distraction

Indicateurs de progression
> ➤ Réduction de la fréquence des pensées négatives
> ➤ Meilleure gestion émotionnelle
> ➤ Plus grande objectivité
> ➤ Diminution de l'anxiété

Notes pour personnaliser
> ➤ Créez votre journal de transformation
> ➤ Adaptez les questions d'analyse
> ➤ Utilisez des symboles personnels
> ➤ Intégrez des techniques de relaxation

EXERCICE 39: PRATIQUE D'AFFIRMATIONS POSITIVES

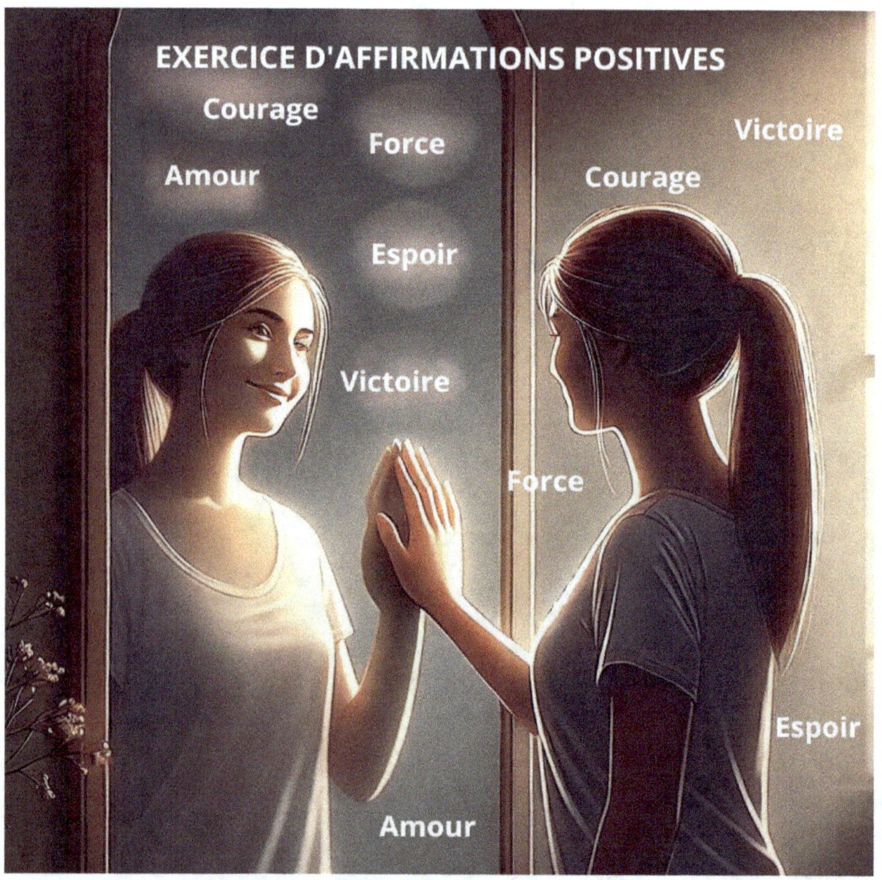

Cette illustration nous invite à un voyage intérieur. Le miroir, reflétant une image entourée de mots positifs, symbolise la puissance de l'affirmation de soi et de la confiance en l'avenir.

Instructions pas à pas

1. Création des affirmations:
- ➢ Identifiez vos besoins
- ➢ Formulez des phrases positives
- ➢ Utilisez le présent

2. Pratique quotidienne:
- ➢ Choisissez 3 affirmations principales

➤ Répétez-les avec conviction
➤ Visualisez leur réalisation

3. Ancrage:
➤ Associez-les à des gestes
➤ Créez des rappels visuels
➤ Intégrez-les à votre routine

Durée recommandée
➤ 5-10 minutes par session

Fréquence conseillée
➤ 2-3 fois par jour
➤ Moments clés (réveil, coucher)

Précautions
➤ Choisir des affirmations réalistes
➤ Éviter les comparaisons
➤ Respecter son rythme d'intégration

Variantes selon le niveau de douleur
➤ **Niveau léger:** Séance complète
➤ **Niveau modéré:** 1-2 affirmations principales
➤ **Niveau intense:** Micro-affirmations simples

Indicateurs de progression
➤ Meilleure estime de soi
➤ Pensées plus constructives
➤ Réduction du dialogue interne négatif
➤ Plus grande confiance en soi

Notes pour personnaliser
➤ Créez vos propres affirmations
➤ Ajoutez des images ou symboles
➤ Enregistrez vos affirmations
➤ Adaptez le langage à vos préférences

EXERCICE 40: EXERCICE DE PROJECTION VERS L'AVENIR

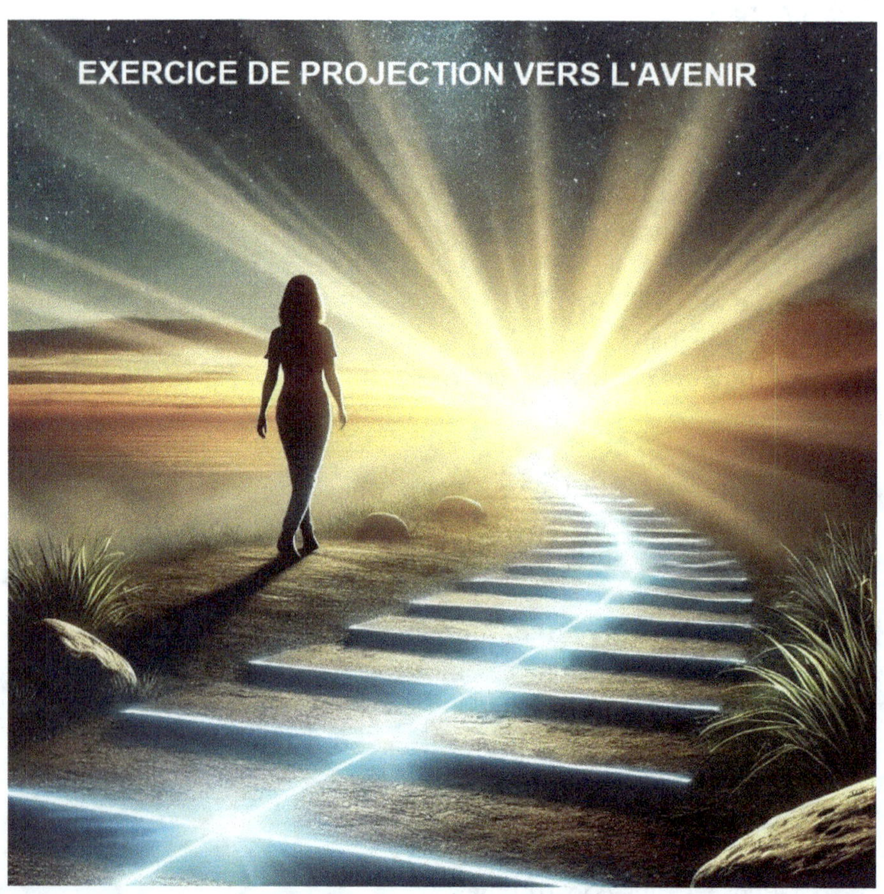

L'horizon brillant, destination de ce chemin lumineux, représente l'espoir et les possibilités infinies qui s'offrent à nous.

Instructions pas à pas

1. Visualisation positive:
- ➤ Imaginez-vous dans 6 mois
- ➤ Projetez des améliorations réalistes
- ➤ Identifiez les étapes clés

2. Planification concrète:
- ➤ Définissez des objectifs SMART

- ➢ Créez un plan d'action
- ➢ Identifiez les ressources nécessaires

3. Mise en œuvre:
- ➢ Commencez par des petites actions
- ➢ Célébrez chaque progrès
- ➢ Ajustez selon les retours

Durée recommandée
- ➢ 20-30 minutes par session

Fréquence conseillée
- ➢ 1 fois par semaine
- ➢ Révision mensuelle des objectifs

Précautions
- ➢ Rester réaliste dans les projections
- ➢ Accepter les ajustements nécessaires
- ➢ Ne pas se décourager face aux obstacles

Variantes selon le niveau de douleur
- ➢ **Niveau léger:** Projection détaillée
- ➢ **Niveau modéré:** Objectifs à court terme
- ➢ **Niveau intense:** Micro-objectifs quotidiens

Indicateurs de progression
- ➢ Clarté accrue des objectifs
- ➢ Meilleure motivation
- ➢ Actions concrètes réalisées
- ➢ Vision plus positive de l'avenir

Notes pour personnaliser
- ➢ Créez votre vision board
- ➢ Adaptez les échéances
- ➢ Intégrez vos valeurs personnelles
- ➢ Utilisez un journal de progression

BIBLIOGRAPHIE

01. *La douleur chronique*, Serge Perrot, *Le Cavalier Bleu*, 2020

02. *Vaincre la douleur*, Jean-Yves Maigne, *Odile Jacob*, 2006

03. *La douleur, un mal à combattre*, Patrick Mertens et François Bourdy, *Éditions Odile Jacob*, 2002

04. *Comprendre et soigner la douleur chronique*, Patrick Brochet, *Doin éditeurs*, 2014

05. *Douleurs et souffrances: Comprendre pour agir*, Patrick Giraudoux, *Sauramps Médical*, 2008

06. *Soulager la douleur chronique: Une approche globale et pratique*, Philippe Sionneau, *Editions Trédaniel*, 2013

07. *Les douleurs chroniques en médecine générale*, Laurent Galy et François Rannou, *Springer-Verlag France*, 2011

08. *La douleur chronique: Une approche pluridisciplinaire*, Gilles Allano, *Masson*, 2011

09. *Soulager la douleur*, Alain Serrie et Michel Lantiéri-Minet, *Éditions Albin Michel*, 2008

10. *Le livre noir de la douleur*, Danièle Piomelli et Pietro Ruffini , *Éditions Dunod*, 2018